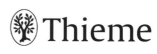

Schlaganfallprävention und Vorhofflimmern

Günter Breithardt
Fokko de Haan
Werner Hacke

23 Abbildungen
33 Tabellen

Georg Thieme Verlag
Stuttgart · New York

Prof. Dr. Dr. h.c. Günter Breithardt
Department Kardiologie und Angiologie
Universitätsklinikum Münster
48129 Münster

Dr. Fokko de Haan
Bergstr. 24
42651 Solingen

Prof. Dr. Dr. h.c. Dipl. Psych. Werner Hacke
Department of Neurology
Im Neuenheimer Feld 400
69120 Heidelberg

*Bibliografische Information
der Deutschen Nationalbibliothek*

Die Deutsche Nationalbibliothek verzeichnet diese Publikation in der Deutschen Nationalbibliografie; detaillierte bibliografische Daten sind im Internet über http://dnb.d-nb.de abrufbar.

Medizinische Redaktion:
Harald Rass, Schwalbach-Hülzweiler

Die Drucklegung dieser Publikation wurde unterstützt durch die Firma
Bayer Vital GmbH, Leverkusen.

Wichtiger Hinweis: Wie jede Wissenschaft ist die Medizin ständigen Entwicklungen unterworfen. Forschung und klinische Erfahrung erweitern unsere Erkenntnisse, insbesondere was Behandlung und medikamentöse Therapie anbelangt. Soweit in diesem Werk eine Dosierung oder eine Applikation erwähnt wird, darf der Leser zwar darauf vertrauen, dass Autoren, Herausgeber und Verlag große Sorgfalt darauf verwandt haben, dass diese Angabe dem **Wissensstand bei Fertigstellung des Werkes** entspricht. Für Angaben über Dosierungsanweisungen und Applikationsformen kann vom Verlag jedoch keine Gewähr übernommen werden. **Jeder Benutzer ist angehalten,** durch sorgfältige Prüfung der Beipackzettel der verwendeten Präparate und gegebenenfalls nach Konsultation eines Spezialisten festzustellen, ob die dort gegebene Empfehlung für Dosierungen oder die Beachtung von Kontraindikationen gegenüber der Angabe in diesem Buch abweicht. Eine solche Prüfung ist besonders wichtig bei selten verwendeten Präparaten oder solchen, die neu auf den Markt gebracht worden sind. **Jede Dosierung oder Applikation erfolgt auf eigene Gefahr des Benutzers.** Autoren und Verlag appellieren an jeden Benutzer, ihm etwa auffallende Ungenauigkeiten dem Verlag mitzuteilen.

© 2013 Georg Thieme Verlag KG
Rüdigerstraße 14
70469 Stuttgart
Deutschland
Unsere Homepage: www.thieme.de

Printed in Germany

Zeichnungen: Angelika Brauner,
Hohenpeißenberg
Umschlaggestaltung: Thieme Verlagsgruppe
Satz: F.-M. Stephan, Stuttgart
Druck und Buchbinder:
Offizin Andersen Nexö Leipzig GmbH, Zwenkau
ISBN 978-3-13-166471-6

Geschützte Warennamen (Warenzeichen) werden **nicht** besonders kenntlich gemacht. Aus dem Fehlen eines solchen Hinweises kann also nicht geschlossen werden, dass es sich um einen freien Warennamen handelt.
Das Werk, einschließlich aller seiner Teile, ist urheberrechtlich geschützt. Jede Verwertung außerhalb der engen Grenzen des Urheberrechtsgesetzes ist ohne Zustimmung des Verlags unzulässig und strafbar. Das gilt insbesondere für Vervielfältigungen, Übersetzungen, Mikroverfilmungen und die Einspeicherung und Verarbeitung in elektronischen Systemen.

Vorwort

Vorhofflimmern ist die häufigste dauerhafte Herzrhythmusstörung, von der in Deutschland mehr als 1 Mio. Menschen betroffen sind. Dabei ist festzuhalten, dass angesichts der älter und multimorbider werdenden Patienten die Bedeutung des Managements von Vorhofflimmern zunimmt. Es handelt sich weitgehend um eine Erkrankung älterer Menschen, denn 70 % der Patienten sind über 65 Jahre alt. Die Häufigkeit nimmt derzeit wegen zugrunde liegender kardiovaskulärer Krankheitsbilder (z. B. hypertensive Herzkrankheit) zu. In einem beträchtlichen Teil der Fälle bleibt Vorhofflimmern asymptomatisch und wird daher oft erst spät und „zufällig" erkannt.

Patienten mit Vorhofflimmern haben ein 5-fach höheres Risiko als altersgleiche Personen ohne diese Herzrhythmusstörung, einen Schlaganfall zu erleiden. Da das Schlaganfallrisiko der Patienten bereits bei kurzen asymptomatischen Episoden erhöht sein kann, wird in der neuesten Aktualisierung der Leitlinien der European Society of Cardiology (ESC) zum Vorgehen bei Vorhofflimmern für Patienten ab 65 Jahren ein Gelegenheitsscreening mittels Pulsmessung und nachfolgendem EKG bei unregelmäßigem Puls empfohlen.

Das erhöhte Schlaganfallrisiko ist die größte Bedrohung von Patienten mit Vorhofflimmern. Die herkömmliche antithrombotische Schlaganfallprävention mit Vitamin-K-Antagonisten hat sich als sehr effektiv erwiesen. Ihr Hauptnachteil besteht aber darin, dass den Patienten durch regelmäßig erforderliche Kontrolluntersuchungen zur Dosisanpassung ein beträchtlicher Aufwand zugemutet wird und dass oft trotz intensiver Bemühungen eine effektive Einstellung im therapeutischen Fenster nicht zuverlässig gelingt. In den letzten Jahren hat die Entwicklung neuer oraler Antikoagulanzien auch in dieser Indikation einen entscheidenden Fortschritt gemacht. In großen klinischen Studien wurde die Nichtunterlegenheit ihrer präventiven Wirksamkeit gegenüber Vitamin-K-Antagonisten gezeigt, während sich Vorteile bei der Sicherheit und praktischen Anwendung deutlich abzeichneten. Die neuesten ESC-Leitlinien von August 2012 empfehlen daher die bevorzugte Anwendung der neuen oralen Antikoagulanzien zur Schlaganfallprävention bei Patienten mit nichtvalvulärem Vorhofflimmern.

Auch interventionelle Verfahren zur Schlaganfallprävention haben zuletzt an Bedeutung gewonnen. Bei Kontraindikationen gegen orale Antikoagulanzien und Plättchenhemmer (die in dieser Indikation nur noch in Ausnahmesituationen empfohlen werden) kann ein interventioneller Verschluss des linken Vorhofohrs erwogen werden.

Das vorliegende Taschenbuch will das aktuelle Verständnis des Vorhofflimmerns – eng angelehnt an die ESC-Leitlinien von 2010 – in allen wichtigen Praxisaspekten von der Epidemiologie über die Diagnostik, Frequenz- und Rhythmuskontrolle bis zur Ablationstherapie umfassend vorstellen. Es hat darüber hinaus einen klaren thematischen Schwerpunkt: die Schlaganfallprävention.

Im Anhang (S. 115–120) werden Klarstellungen, Neuerungen und Änderungen thematisiert, die sich aus der Aktualisierung der ESC-Leitlinien von August 2012 ergaben, als sich der Hauptteil des vorliegenden Werkes bereits im Herstellungsprozess befand.

Die Autoren danken der Fa. Bayer für die Unterstützung bei der Drucklegung und dem Thieme Verlag, insbesondere Herrn Harald Rass von der Medizinischen Redaktion, für die Unterstützung bei der Entstehung dieses Buches. Sie wünschen ihren Lesern einen hohen Praxisnutzen und sind für kritische Anmerkungen offen.

Münster, Solingen, Heidelberg　　　　　　　Günter Breithardt
　　　　　　　　　　　　　　　　　　　　　Fokko de Haan
　　　　　　　　　　　　　　　　　　　　　Werner Hacke

Inhalt

1	**Herausforderung Vorhofflimmern**	9
1.1	Prävalenz	10
1.2	Ätiologie	11
1.3	Versorgungssituation	19
2	**Klinische Charakterisierung**	22
2.1	Symptomatik	22
2.2	Schweregrad der Symptome (EHRA-Klassifikation)	23
2.3	Formen des Vorhofflimmerns	24
2.4	Diagnostik	28
3	**Vorhofflimmern und Schlaganfall**	31
3.1	Kardioembolische Schlaganfälle	31
3.2	Prognostische Bedeutung von Schlaganfällen bei Vorhofflimmern	34
3.3	Risikostratifizierung für (weitere) Schlaganfälle bei Vorhofflimmern	35
3.4	Prävention von Embolien bei Vorhofflimmern	42
3.5	Sekundärprävention nach Schlaganfall bei Vorhofflimmern	74
4	**Symptomatische Therapie**	77
4.1	Akuttherapie (Kardioversion)	79
4.2	Therapie der Grunderkrankungen	82
4.3	Therapie des Vorhofflimmerns bei bestimmten Grunderkrankungen	82
4.4	Frequenzsenkung	86
4.5	Rhythmisierung	89
4.6	Vergleich zwischen Frequenz- und Rhythmuskontrolle	96
4.7	Sog. Upstream-Therapie (Behandlung der zum Vorhofflimmern führenden Faktoren oder Erkrankungen)	97
4.8	Katheterablation	98
4.9	Operative Ablation	102
4.10	Verschluss des Herzohrs	104

| 5 | **Literatur** | 105 |

Anhang 115
Update 2012 der ESC-Leitlinien zum Vorgehen
bei Vorhofflimmern 115

Sachverzeichnis 121

1 Herausforderung Vorhofflimmern

Vorhofflimmern (VHF) wird in den Leitlinien der European Society of Cardiology (ESC) von 2010 als kardiale Arrhythmie mit folgenden, mindestens 30 Sekunden (s) lang nachweisbaren EKG-Kennzeichen definiert:
- Das Oberflächen-EKG zeigt irreguläre RR-Intervalle ohne repetitives Muster (absolute Arrhythmie).
- P-Wellen sind in der Regel nicht erkennbar (in wenigen Ableitungen, z.B. V1, kann eine reguläre elektrische Vorhofaktivität sichtbar sein).
- Das Intervall zwischen 2 elektrischen Vorhofaktivierungen ist, sofern erkennbar, in der Regel variabel und liegt unter 200 ms (was einer Vorhoffrequenz von 300 Schlägen pro Minute entspricht) [12].

VHF wird oft als Palpitationen, Beklemmung und/oder Schwindelgefühl empfunden. Die mit VHF oft verbundene Symptomatik wird in Abs. 2.1 näher vorgestellt. VHF kann für die Betroffenen aber auch unbemerkt (asymptomatisch) verlaufen, was wahrscheinlich häufiger vorkommt als wir denken (Abs. 2.1). Die Frage, ob VHF als EKG-Befund, Risikofaktor oder Erkrankung gelten soll, ist indessen akademisch. Wesentlich für die Betroffenen ist das mit VHF verbundene prognostische Risiko, insbesondere des Schlaganfalls (Tab. 1.1). Diesbez. hat die antithrombotische Prophylaxe bzw. Therapie bei VHF (Kapitel 3) eine besondere Bedeutung, da sie nachweislich zur Senkung der VHF-bezogenen Morbidität und Mortalität beiträgt [61, 65].

Tab. **1.1** Prognostische Bedeutung des VHF – damit verbundene Risiken und Beeinträchtigungen.

- Ischämischer Schlaganfall (VHF für mindestens 20% der Schlaganfälle verantwortlich)
- Systemische (arterielle) Thrombembolien
- Kognitive Dysfunktion (durch multiple asymptomatische zerebrale Embolien)
- Herzinsuffizienz (Auslösung und Verschlechterung)
- Andere kardiovaskuläre Erkrankungen
- Krankenhausaufenthalte (u.a. durch akute Arrhythmien, Herzinsuffizienz, Thrombembolien)
- Verringerte gesundheitsbezogene Lebensqualität
- Erhöhte Mortalität (etwa auf das Doppelte gegenüber altersadjustierter Bevölkerung)

1.1 Prävalenz

VHF ist die häufigste dauerhafte Herzrhythmusstörung. In Deutschland sind etwa 800 000 bis 1 Mio. Menschen davon betroffen; die Prävalenz in der Allgemeinbevölkerung liegt etwas über 1 %. Da aber VHF oft asymptomatisch verläuft und lange undiagnostiziert bleiben kann, liegt die tatsächliche Prävalenz wahrscheinlich höher (bis zu 2 %) [12, 68].

Menschen unter 50 Jahren haben nur selten VHF; die Prävalenz bei 40–50-Jährigen beträgt 0,2–1 %. Mit jeder weiteren Lebensdekade steigt sie und erreicht bei über 60-Jährigen 4–6 % und bei über 80-Jährigen 9–16 %. VHF ist weitgehend eine Erkrankung älterer Menschen, 70 % der Betroffenen sind über 65 Jahre alt. Das VHF jüngerer Patienten hat oft eine andere ätiologische Basis als das VHF älterer Patienten (Abs. 1.2, S. 11). Männer sind häufiger betroffen als Frauen. Wegen der höheren Lebenserwartung der Frauen ist die absolute Patientenzahl beider Geschlechter aber ähnlich (Abb. **1.1**) [12, 19, 38, 57, 68, 86].

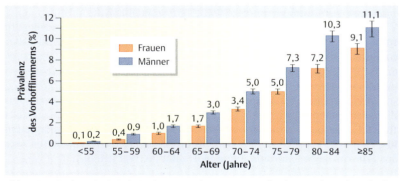

Abb. **1.1** Prävalenz des VHF bei Männern und Frauen in verschiedenen Lebensaltern [38].

In absehbarer Zukunft wird sich die Zahl der Patienten mit VHF infolge steigender Lebenserwartung und Zunahme von Risikofaktoren des VHF, z. B. Bluthochdruck und Übergewicht, beträchtlich erhöhen. Eine Verdopplung der Patientenzahl bis zum Jahr 2050 erscheint realistisch [12, 68].

Für die Praxis:

- VHF ist die häufigste dauerhafte Herzrhythmusstörung.
- VHF ist weitgehend eine Erkrankung älterer Menschen.
- In absehbarer Zukunft wird sich die Zahl der Patienten mit VHF beträchtlich erhöhen.

1.2 Ätiologie

Allgemeine Pathophysiologie (u. a. [113])

Die regelmäßige, geordnete Kontraktion des Herzens im Sinusrhythmus geht von elektrischen Impulsen des an der Mündung der V. cava superior gelegenen Sinusknotens aus. Diese Impulse verlaufen zunächst gleichmäßig über beide Vorhöfe, wobei sich der rechte Vorhof kurz vor dem linken zu kontrahieren beginnt. Sie passieren dann mit Verzögerung den Atrioventrikularknoten (AV-Knoten, PQ-Intervall im EKG), werden in beide Ventrikel übergeleitet und lösen deren Kontraktion aus.

Beim VHF ist der geordnete Ablauf der Vorhoferregung und damit der Kontraktionen gestört. Vereinfacht kann man von einem chaotischen, hochfrequenten Rhythmus ausgehen, mit wechselnden Erregungskreisen. Zahlreiche andere zelluläre Zentren senden elektrische Impulse aus. Die vielen kleinen, kreisenden Erregungswellen werden oft ausgelöst und unterhalten durch hochfrequente Entladungen, bevorzugt im Bereich der Einmündung der Pulmonalvenen. Die Impulse des Sinusknotens werden durch die hochfrequenten Vorhofaktionen unterdrückt. Die flimmernden Vorhöfe kontrahieren sich nicht mehr. Der AV-Knoten leitet das elektrische „Impulswirrwarr" des Vorhofflimmerns auf die Ventrikel über, die nun unregelmäßig aktiviert werden und selbst aus dem Takt geraten. Der Patient bemerkt dies evtl. als „Herzstolpern" oder „Herzrasen".

Die chaotischen, kreisenden atrialen Erregungen bilden sich an Stellen, wo die normale Erregungsleitung unterbrochen oder verzögert ist. Das Substrat für die Entstehung solcher Störungen bildet eine durch **strukturelles Remodelling** (Umbau) veränderte Gewebestruktur. Grundsätzlich kann dafür jede strukturelle Herzerkrankung verantwortlich sein. Das strukturelle Remodelling bewirkt dann ein elektrisch-funktionelles Remodelling. Im Mittelpunkt des strukturellen atrialen Umbauprozesses steht die Fibrose, die sich als Ergebnis von Entzündung, Überdehnung, Hypertonie, oxidativem Stress, Alterung und Apoptose einstellt. Vorhofgewebe, das VHF begünstigt, zeigt histologisch oft eine verstärkte Fibrose mit Proliferation von Fibroblasten und vermehrtem interstitiellen Kollagen. Für die strukturelle Transformation der Vorhöfe, die zu VHF führt, hat das Angiotensin-II-vermittelte Signaling im Rahmen des Renin-Angiotensin-Aldosteron-Systems (RAAS) eine besondere Bedeutung. Es ist u. a. an der Regulierung des Blutdrucks, Förderung der atrialen Hypertrophie, Auflösung von Gap-Junctions, Veränderung von Ionenkanälen, Aktivierung von Mediatoren des oxidativen Stresses und der Entstehung von Entzündung beteiligt. Daher ist von Inhibitoren des RAAS, wie AT-II-Rezeptorblocker oder ACE-Inhibitoren, ein protektiver Effekt gegenüber VHF am ehesten dann zu erwarten, wenn die Grunderkrankung (Hypertonie, Herzinsuffizienz etc.) hierduch günstig beeinflusst wird (Abs. 4.7).

Das strukturelle Remodelling bewirkt lokale Unterschiede der elektrischen Leitfähigkeit. Ein solches elektro-anatomisches Substrat mit veränderten Ionenströmen durch die Myozyten-Membranen, elektrischer Isolierung einzelner Myozyten, uneinheitlichem Aktivierungsniveau und lokaler Leitungsverzögerung ermöglicht dann komplexe Leitungsmuster, wie etwa die erwähnten kreisenden Erregungswellen, die VHF auslösen können.

VHF selbst fördert wiederum den Prozess des **elektrisch-funktionellen Remodellings,** indem es den Myozyten-Stoffwechsel steigert und die Refraktärzeit der Myozyten-Zellmembran verkürzt. Durch diese Veränderungen werden die Myozyten noch leichter elektrisch aktivierbar, was die Wahrscheinlichkeit, dass kreisenden Erregungswellen auf hoch erregbares Gewebe treffen, weiter erhöht. Durch dieses elektrische Remodelling trägt VHF zu seiner eigenen Stabilisierung bei. Gleichzeitig nimmt die Kontraktionskraft der atrialen Myozyten ab.

Wegen der schon unter physiologischen Verhältnissen kürzeren Refraktärzeit und einer komplexeren Fibrillenorientierung als im übrigen atrialen Myokard hat die **Region in der linksatrialen Hinterwand an der Einmündung der Pulmonalvenen** ein starkes Potenzial zur Auslösung und Erhaltung von VHF. Oft beruht ein alleiniges VHF ohne nachweisbare kardiovaskuläre Erkrankung auf einer erhöhten fokalen elektrischen Aktivität in diesem Bereich. In diesen Fällen ist die elektrische Isolierung der Pulmonalvenen-Region durch Katheterablation (Abs. 4.8) ein effektives Therapieverfahren zur Wiederherstellung des Sinusrhythmus.

VHF entsteht und stabilisiert sich in der Regel durch das komplexe Ineinandergreifen mehrerer Mechanismen, z. B. genetische Disposition, erhöhter Vorhofdruck, ultrastrukturelle Veränderungen, Aktivierung des RAAS und Verkürzung der elektrischen Refraktärzeit. Risikofaktoren und Grunderkrankungen spielen dabei eine wichtige Rolle.

Risikofaktoren für das Auftreten von Vorhofflimmern und Grunderkrankungen (Lit. s. [12, 65, 68])

Zahlreiche Faktoren, darunter fast alle Herzerkrankungen, erhöhen das Risiko für VHF (Übersicht in Tab. 1.2). Die Unterscheidung zwischen etablierten (validierten), weniger etablierten und neuen (noch nicht ausreichend validierten) Risikofaktoren ist in ständigem Wandel begriffen. Eine klare Trennung zwischen Risikofaktoren (mit ursächlicher Beteiligung am ausgelösten Ereignis) und Risikomarkern (mit lediglich hinweisender Bedeutung) ist nicht im-

Tab. 1.2 Risikofaktoren und Risikomarker des VHF (nach [65]).

Etablierte Risikofaktoren	Weniger etablierte Risikofaktoren oder -marker	Noch nicht etablierte Risikofaktoren oder -marker
- Alter - Genetische Faktoren (Familienanamnese) - Hypertonie - Herzklappenerkrankung - Herzinsuffizienz - Diabetes mellitus - Hyperthyreose	- Männliches Geschlecht* - Koronare Herzerkrankung* - Adipositas* - Schlafapnoesyndrom* - Hochnormaler Blutdruck - Subklinische Hyperthyreose - Chronische Nierenerkrankung - Albuminurie - Chronisch obstruktive Lungenerkrankung (COPD) - Hoher Alkoholkonsum - Rauchen - Hoher Kaffeekonsum - Intensiver Ausdauersport - Große Körperlänge - Biomarker für hämodynamischen Stress (ANP, BNP) - Biomarker für Entzündung (CRP, IL-6, TNF-α) - Herzgeräusch - PR-Intervall im EKG - Echokardiografische Parameter	- Geburtsgewicht - Präklinische Atherosklerose - Biomarker des Plasmavolumens - Biomarker der Niereninsuffizienz - Psychische Faktoren

ANP = atriales natriuretisches Peptid, BNP = B-natriuretisches Peptid, CRP = C-reaktives Protein, IL-6 = Interleukin-6, TNF-α = Tumor-Nekrose-Faktor-α
*teilweise auch zu den etablierten Faktoren gezählt

mer möglich. In der Praxis besonders wichtig sind die beeinflussbaren Faktoren (u. a. Blutdruck, Adipositas, Konsumfaktoren).

Höheres Lebensalter (s. auch Abs. 1.1) erhöht das Risiko für VHF durch ein altersbedingtes strukturelles und elektrisches Remodelling des Herzmuskels und durch Akkumulation von Grunderkrankungen, die selbst als Risikofaktoren des VHF wirken.

Genetische Faktoren sind bei etwa 5 % der Patienten mit VHF von Bedeutung, v. a. bei VHF mit frühem Beginn (Abb. 1.2). Einen genetischen Hintergrund haben primäre elektrokardiale Erkrankungen wie das lange und kurze QT-Syndrom und das Brugada-Syndrom, die hypertrophe Kardiomyopathie sowie angeborene Herzfehler. Auch Single-Nukleotid-Polymorphismen in der Nähe des *PITX2*-Gens auf Chromosom 4q25 erhöhen das Risiko für früh einsetzendes VHF.

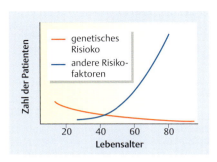

Abb. 1.2 Unterschiedliche Risikofaktoren bei VHF mit frühem und mit spätem Beginn.

Kardiovaskuläre Grunderkrankungen, die bei Patienten mit VHF häufig angetroffen werden, sind die arterielle Hypertonie, koronare Herzerkrankung, Herzinsuffizienz, Kardiomyopathien und Herzklappenerkrankungen. Im Canadian Registry of Atrial Fibrillation hatten 37 % der Patienten mit VHF eine arterielle Hypertonie, 30 % eine koronare Herzerkrankung und 15 % eine Herzinsuffizienz [57]. Im deutschen Register des Kompetenznetzes Vorhofflimmern (AFNET) hatten sogar 69 % der Patienten mit VHF eine arterielle Hypertonie, 36 % eine Herzklappenerkrankung, 28 % eine koronare Herzerkrankung, 29 % eine symptomatische Herzinsuffizienz (NYHA II–IV) und 11 % eine Kardiomyopathie. Die kardialen Grunderkrankungen waren weit häufiger bei Patienten mit permanentem als mit paroxysmalem VHF (zu den Formen Abs. 2.3) [86].

Eine **arterielle Hypertonie** (und schon ein normaler Blutdruck im oberen Normbereich bzw. eine hohe Blutdruckamplitude) steigert das Risiko für VHF je nach Blutdruckhöhe beträchtlich. Ursächlich ist die atriale Belastung mit ihren strukturellen und metabolischen Folgen. Eine chronische **Herzinsuffizienz** erhöht das Risiko für VHF u. a. durch atriale Volumenüberlastung und Überdehnung. Eine Herzinsuffizienz kann auch als Komplikation von VHF auftreten. Der epidemiologische Zusammenhang zwischen der **koronaren Herzkrankheit** und dem VHF ist deutlich, der ätiologische Zusammenhang noch nicht ganz klar. VHF kann Erstsymptom einer koronaren Herzkrankheit sein.

Herzklappenerkrankungen, besonders die Mitralinsuffizienz und -stenose, führen oft zu VHF und seinen Komplikationen. Hierbei ist die Druck- bzw. Volumenüberlastung des linken Vorhofs ursächlich. **Kardiomyopathien** gehen oft mit VHF einher. Bei der hypertrophen Kardiomyopathie kann VHF akut bedrohlich sein und sollte möglichst schnell beendet werden. Manchmal wird VHF auch durch **andere Herzrhythmusstörungen** ausgelöst.

Diabetes mellitus zählt zu den etablierten Risikofaktoren des VHF. Im deutschen AFNET-Register hatten 22 % der Patienten mit permanentem VHF einen Diabetes. Adipositas wird bei etwa einem Viertel der Patienten mit VHF angetroffen, im deutschen Register lag der mittlere Body-Mass-Index (BMI) der Patienten mit VHF bei 27,5 kg/m^2, was einem moderaten Übergewicht entspricht. Ein metabolisches Syndrom erhöht die Inzidenz des VHF um etwa den Faktor 1,5.

Eine manifeste **Hyperthyreose** kann die einzige Ursache für VHF sein. Schon ein subklinischer Hyperthyreoidismus mit normalen peripheren T4-Werten und supprimiertem TSH (und sogar schon bei TSH im unteren Normbereich) kann zur Entstehung von VHF beitragen.

Eine chronisch obstruktive Lungenerkrankung (COPD) kommt bei Patienten mit VHF in 10–15 % der Fälle vor und ist auch mit der Progression des VHF zu permanenten Formen assoziiert. Ähnlich wie die COPD führt auch das Schlafapnoesyndrom zur Sauerstoffuntersättigung des Blutes, was zur Erhöhung des Vorhofdrucks führen kann. Es hängt auch mit wichtigen sonstigen Risikofaktoren des VHF (Hypertonie, Diabetes mellitus, Adipositas) zusammen.

Eine **chronische Niereninsuffizienz** erhöht das Risiko für VHF und wahrscheinlich auch für seine Progression und Komplikationen.

Regelmäßiger **überhöhter Alkoholkonsum** (evtl. auch schon regelmäßiger moderater) sowie **Rauchen** erhöhen das Risiko für VHF.

Körperliche Aktivität hat auf VHF einen U-förmigen Effekt. Im AFNET-Register der Patienten mit VHF gaben 47 % Bewegungsmangel an. Während moderate körperliche Aktivität wahrscheinlich einen protektiven Effekt gegenüber VHF hat, **ist intensives Ausdauertraining** mit einem erhöhten Risiko für VHF verknüpft.

Diagnostische Risikomarker sind natriuretische Peptide wie Atriales natriuretisches Peptid (ANP) und B-natriuretisches Peptid (BNP), die als Biomarker für hämodynamischen Stress fungieren, sowie Biomarker für Entzündung wie C-reaktives Protein (CRP) und Interleukin-6 (IL-6). Echokardiografische Parameter, die eine Abschätzung des linksatrialen Volumens ermöglichen, kommen ebenfalls als diagnostische Risikomarker infrage. Auch Parameter für die ventrikuläre Relaxation und diastolische Dysfunktion deuten auf ein erhöhtes VHF-Risiko hin. Dies gilt auch für den Nachweis einer linksatrialen Fibrose oder von Narbengewebe mittels Magnetresonanztomografie (MRT). EKG-Parameter wie ein besonders langes (noch normales) oder verlängertes PR-Intervall sowie eine verlängerte P-Wellen-Dauer weisen auf ein erhöhtes Risiko für VHF hin.

Patienten, die nach einer Herzoperation eine vorübergehende **postoperative VHF-Episode** erlebt haben, müssen als Risikopatienten für die dauerhafte Entwicklung von VHF gelten. Ähnliches gilt für Patienten, bei denen unter vorübergehenden Störeinflüssen (z. B. Alkoholexzess) oder bei reversiblen Erkrankungen (z. B. Hyperthyreose) VHF aufgetreten ist.

Akute Auslösefaktoren (Lit. s. [61, 65, 68])

Von den Risikofaktoren zu unterscheiden sind akute Auslösefaktoren oder Trigger für VHF, die bei einem Teil der Patienten erkennbar sind. Solche Trigger sind (exzessiver) Alkoholkonsum, starker Kaffeekonsum, eine üppige Mahlzeit, Schlafentzug, psychischer Stress, körperliche Anstrengung, starkes Schwitzen oder ausgeprägte Vagotonie. Bei manchen Patienten ist auch eine Beziehung zu einer Tageszeit (meist die frühen Morgenstunden) erkennbar.

Operationen und akute Erkrankungen können ebenfalls VHF auslösen; dazu gehören die erwähnten Herzoperationen und grundsätzlich auch andere Operationen, Myokardinfarkte, Myokarditiden, Lungenembolien und akute Hyperthyreosen. Nach erfolgreicher Behandlung dieser Erkrankungen kann sich der normale Sinusrhythmus je nach dem Ausmaß der zugrunde liegenden Veränderungen der Vorhöfe wieder dauerhaft einstellen.

Risikofaktoren für die Progression und Komplikationen des Vorhofflimmerns

Die Risikofaktoren für die Progression werden im Abs. 2.3 vorgestellt, wenn es um den Übergang zwischen den einzelnen klinischen Formen des VHF geht. Die Risikofaktoren für Komplikationen werden in Kap. 3 v. a. für die Hauptkomplikation Schlaganfall dargestellt. Die Übersicht in Tab. 1.3 soll zunächst nur zeigen, bei welchen Patienten ein besonderes Progressions- und Komplikationsrisiko besteht.

Vorhersagemodell für Vorhofflimmern

Die Kenntnis der Risikofaktoren sollte es ermöglichen, ein Vorhersagemodell zu entwickeln, mit dessen Hilfe das prognostische Risiko des Einzelnen für VHF eingeschätzt werden kann. Ein solches Modell ist der **Interactive Risk Score Calculator for Atrial Fibrillation,** das im Rahmen der Framingham Heart Study entstand [111]. Für dessen Entwicklung wurden 4764 Personen im Alter von 45–95 Jahren bis zu 10 Jahre lang hinsichtlich des ersten Auftretens von VHF beobachtet. Neben den bekannten Risikofaktoren wurden auch echokardiografische Parameter (linksatrialer Durchmesser, linksventrikuläre Wanddicke und Verkürzungsfraktion) bestimmt, um zu prüfen, ob sie die Vorhersage von VHF verbessern. 457 (10 %) der Teilnehmer entwickelten VHF. Nach multivariater Adjustierung wurde ein Risikoscore entwickelt, der das nach Geschlecht gewichtete Lebensalter, den BMI, systolischen Blutdruck, die Tatsache einer antihypertensiven Therapie, das PR-Intervall im EKG, das Alter

Tab. 1.3 Risikofaktoren für die Progression und Komplikationen des VHF (modifiziert nach [57, 61, 86]).

Risikofaktor / Grunderkrankung	Progression	Komplikationen
Schwere Mitralklappenerkrankung	x	x
Schwere Aortenstenose	x	?
Hohes Lebensalter	x	x
Hypertrophe Kardiomyopathie	x	x
Arterielle Hypertonie	(x)	x
Linksventrikuläre Dysfunktion	?	x
Erhöhtes linksatriales Volumen	(x)	x
Herzinsuffizienz	(x)	x
Koronare Herzerkrankung	?	x
Periphere Gefäßerkrankung	?	x
Diabetes mellitus	(x)	x
Hyperthyreose	?	x
Adipositas	x	?
Hoher Alkoholkonsum	x	x

bei der Diagnose eines deutlichen Herzgeräusches und das Alter bei der Diagnose einer Herzinsuffizienz enthielt (Tab. 1.4). Die echokardiografischen Parameter verbesserten das Modell nur unwesentlich.

Für die Praxis:

- VHF entsteht und stabilisiert sich durch das komplexe Ineinandergreifen mehrerer Mechanismen, z. B. genetische Disposition, erhöhter Vorhofdruck, ultrastrukturelle Veränderungen der atrialen Gewebestruktur (strukturelles Remodelling) und Verkürzung der elektrischen Refraktärzeit (elektrisch-funktionelles Remodelling).
- Risikofaktoren und Grunderkrankungen spielen eine wichtige Rolle bei der Entstehung von VHF. Eine arterielle Hypertonie, koronare Herzerkrankung, Herzinsuffizienz und Herzklappenerkrankungen kommen bei Patienten mit VHF häufig vor.
- Aus der Kenntnis der Risikofaktoren lässt sich ein Vorhersagemodell (Interactive Risk Score Calculator for Atrial Fibrillation) ableiten, mit dem das prognostische Risiko des Einzelnen für VHF eingeschätzt werden kann.

Tab. **1.4** Risikoscore (Interactive Risk Score Calculator for Atrial Fibrillation, Framingham Heart Study) aus Faktoren, die mit dem 10-Jahres-Risiko für VHF assoziiert sind und eine Vorhersage dieses Risikos erlauben (nach [111]).

Parameter	Score	
Alter (Jahre)	Frauen	Männer
45–49	–3	1
50–54	–2	2
55–59	0	3
60–64	1	4
65–69	3	5
70–74	4	6
75–79	6	7
80–84	7	7
≥ 85	8	8
Body-Mass-Index (kg/m^2)	Männer und Frauen	
< 30	0	
≥ 30	1	
Systolischer Blutdruck		
< 160	0	
≥ 160	1	
Antihypertensive Therapie		
nein	0	
ja	1	
PR-Intervall (ms)		
< 160	0	
160–199	1	
≥ 200	2	
Alter bei Diagnose eines deutlichen Herzgeräusches		
45–54	5	
55–64	4	
65–74	2	
75–84	1	
≥ 85	0	

Fortsetzung Tab. 1.4 auf S. 19

Tab. 1.4 (Fortsetzung)

Parameter	Score									
Alter (Jahre)	Männer und Frauen									
Alter bei Diagnose einer Herzinsuffizienz										
45–54	10									
55–64	6									
65–74	2									
75–84	0									
Risikoscore	0	1	2	3	4	5	6	7	8	9	≥10
vorhergesagtes Risiko	≤1%	2%	2%	3%	4%	6%	8%	12%	16%	22%	>30%

1.3 Versorgungssituation

Um einen besseren Überblick über die wirkliche Versorgungssituation von Patienten mit VHF zu erhalten, initiierte das „Kompetenznetz Vorhofflimmern" im Jahr 2003 ein bundesweites Patientenregister, in das inzwischen mehr als 10 000 Patienten aufgenommen wurden. Über 600 in Kliniken tätige und niedergelassene Kardiologen, Internisten und Allgemeinmediziner aus ca. 200 Zentren beteiligen sich an dem Register. Die teilnehmenden Zentren melden jeweils alle ihre Patienten mit VHF an das Register, um eine unverzerrte Beurteilung der Versorgungssituation zu gewährleisten. Die Patienten werden unbeeinflusst nach Maßgabe des jeweiligen Zentrums betreut [68, 86].

Vorläufige Berichte aus dem Register geben bereits wertvolle Einblicke in die Versorgungssituation der Patienten, während die geplante Nachbeobachtungsphase vor abschließenden Berichten noch andauert. Der Zwischenbericht von Näbauer et al. [86], aus dem die folgenden Angaben stammen, bezieht sich auf 9582 ambulante und stationäre Patienten mit VHF, die zwischen Februar 2004 und März 2006 von Zentren aller Versorgungsstufen in das Register aufgenommen wurden. Bei der Aufnahme hatten 2893 Patienten paroxysmales, 1873 persistierendes und 3134 permanentes VHF (zu den klinischen Formen des VHF Abs. 2.3). Bei 1035 Patienten handelte es sich um eine Erstepisode. 88% der Patienten wiesen Risikofaktoren oder Grunderkrankungen auf (Näheres dazu in Abs. 1.2), während 12% ein alleiniges VHF (lone atrial fibrillation) hatten. Drei Viertel der Patienten hatten Symptome (Abs. 2.1), ein Viertel war asymptomatisch.

Eine Rhythmisierungstherapie bei persistierendem VHF erhielten 53 % der symptomatischen und 48 % der asymptomatischen Patienten. Insgesamt stimmten die Therapieentscheidungen zur Rhythmisierungstherapie mit den gleichzeitig gültigen Leitlinien nicht besonders stark überein (Näheres in Abs. 4.5).

Eine Schlaganfallprävention (Näheres in Abs. 3.3) erhielten 71 % der Patienten (68 % mit oraler Antikoagulation, 3 % mit niedermolekularem Heparin), die nach den gleichzeitig gültigen Leitlinien (ACC/AHA/ESC 2001 Guidelines [34]) dafür infrage kamen. Etwa 17 % der Patienten mit erhöhtem Schlaganfallrisiko bekamen nur Thrombozytenhemmer zur Vorbeugung, etwa 11 % blieben ganz ohne antithrombotische Therapie. Damit waren 29 % der Hochrisikopatienten untertherapiert. Auf der anderen Seite erhielten 49 % der Patienten, bei denen die Leitlinien wegen eines geringen Risikos nicht zur antithrombotischen Therapie rieten, eine orale Antikoagulation (46 %) oder niedermolekulare Heparine, womit ein beträchtlicher Anteil der Niedrigrisikopatienten übertherapiert war. In der täglichen klinischen Praxis wirken jedoch zahlreiche Faktoren ein, die eine Einhaltung der Leitlinien erschweren, z. B. Therapieeinschränkungen durch Kontraindikationen, Durchführbarkeit der erforderlichen Kontrolluntersuchungen, Patientenwünsche und Complianceprobleme. Im Einzelfall kann daher der Verzicht auf eine leitlinienkonforme Therapie eine individuell adäquate Strategie sein.

Eine weitere Auswertung der Registerdaten [62] ergab, dass niedergelassene Kardiologen und kardiologische Zentren eine höhere Leitlinien-Adhärenz bei der Antikoagulation von Patienten mit VHF aufwiesen als Allgemeinärzte und Internisten. Der Anteil der untertherapierten Schlaganfall-Hochrisikopatienten auf der Basis des konventionellen $CHADS_2$-Scores (Abs. 3.3) bei niedergelassenen Kardiologen betrug etwa 15 %, bei Allgemeinärzten/Internisten etwa 30 %. Die Auswertung nach dem neuen CHA_2DS_2-VASc-Score (Abs. 3.3) hatte mit ca. 20 % (Kardiologen) und ca. 40 % (Allgemeinärzte/Internisten) untertherapierten Patienten ein ähnliches Ergebnis. Klinikärzte (außerhalb von tertiären Zentren) erreichten etwa die Adhärenzwerte von Allgemeinärzten/Internisten, Klinikärzte aus tertiären Zentren etwa die von niedergelassenen Kardiologen (Abb. 1.3). Die Gründe für die Unterschiede im Grad der Unterversorgung können vielfältig sein. Neben dem aktuellen Kenntnisstand der Leitlinien können nicht erfasste Faktoren der Komorbidität bei den insgesamt älteren Patienten im Bereich der „sonstigen Krankenhäuser" und der Allgemeinärzte/Internisten eine Rolle spielen.

Das in Zusammenarbeit mit dem Kompetenznetz Vorhofflimmern durchgeführte ATRIUM-Register, in dem 2009 genau 3667 Patienten mit einem

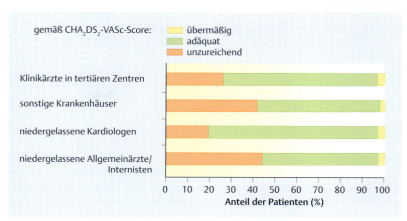

Abb. **1.3** Angemessenheit der antithrombotischen Therapie mit Bezug auf den CHA_2DS_2-VASc-Score bei Klinikärzten in tertiären Zentren, sonstigen Krankenhäusern, niedergelassenen Kardiologen und niedergelassenen Allgemeinärzten/Internisten (nach [62]).

mittleren Alter von 72±9 Jahren und einem $CHADS_2$-Score von 2,2±1,3 eingeschlossen wurden, hat inzwischen eine deutlich höhere Rate adäquater Behandlungen ergeben [84].

2 Klinische Charakterisierung

2.1 Symptomatik

Vorhofflimmern, das in einem beträchtlichen Teil der Fälle asymptomatisch bleibt, kann sich klinisch mit einer Reihe mehr oder weniger spezifischer Symptome bemerkbar machen. Bei manchen Patienten gehen dem VHF und seiner Symptomatik Auslösesituationen oder -bedingungen (Trigger) voraus (Abs. 1.2, S. 11), bei anderen Patienten nicht [68].

VHF bewirkt eine unregelmäßige Aktivierung der Ventrikel, die der Patient als Herzstolpern wahrnehmen kann. Oft ist die Pulsfrequenz tachykard (>100 Schläge pro Minute), was dann als Herzrasen (Herzklopfen) empfunden werden kann. Die hämodynamischen Auswirkungen der ungeordneten Pumpfunktion des Herzens, die bis zur kardialen Dekompensation reichen können, können zu Schwindelgefühl, Dyspnoe, Brustschmerzen, Schwitzen und verminderter körperlicher Belastbarkeit führen. Ein Gefühl der inneren Unruhe und Angst kann sich einstellen (Tab. 2.1) [68, 85].

Tab. 2.1 Kernsymptomatik bei VHF. Die Beschwerden sind nicht spezifisch für VHF, sollten aber gerade bei älteren Patienten bis zum Nachweis des Gegenteils daran denken lassen.

- Palpitationen (Wahrnehmung des eigenen Herzschlags als besonders schnell, kräftig oder unregelmäßig bzw. als Herzrasen, -klopfen oder -stolpern)
- Verminderte körperliche Belastbarkeit (allgemeine Leistungsminderung, Abgeschlagenheit, Müdigkeit, Schwächegefühl)
- Schwindelgefühl
- Dyspnoe
- Brustschmerzen
- Gefühl der inneren Unruhe, Angst- oder Beklemmungsgefühl

75 % der Patienten mit VHF des deutschen AFNET-Registers hatten Symptome. Häufigste Symptomatik waren Palpitationen, die 55 % der Patienten angaben. Eine Dyspnoe berichteten 48 % der Patienten mit persistierendem oder permanentem VHF. Eine Herzinsuffizienz ab NYHA II lag bei 18 % der Patienten mit paroxysmalem und 37 % der Patienten mit permanentem VHF vor. 45 % der Patienten mit VHF-Erstepisode und 33 % der Patienten mit paroxys-

malem VHF hatten eine Tachykardie mit > 110 Schlägen pro Minute. Die mittlere Herzfrequenz der Patienten mit Erstepisode betrug 109, der mit paroxysmalem VHF 100 Schläge pro Minute [86].

VHF kann für den Patienten aber auch ganz unbemerkt bleiben. Ein solches **asymptomatisches oder „stilles" VHF** dürfte in einem Viertel bis einem Drittel der Fälle vorliegen. Nicht selten macht es sich später erstmalig als Komplikation bemerkbar, in schweren Fällen als Schlaganfall oder kognitive Störung bis hin zur Demenz. Vor allem paroxysmales VHF mit seinen kurzen, ohne Therapie von selbst endenden Episoden verläuft häufig unbemerkt. Die häufige Symptomlosigkeit des VHF ist das größte Hindernis für eine Früherkennung [10, 12, 65, 66, 68, 69].

Hinzu kommt: Bei manchen Patienten mit geringer Symptomatik durch VHF tritt oft ein Gewöhnungsprozess ein, wodurch die Symptomatik immer weniger wahrgenommen wird. Dies kommt v.a. bei hochbetagten Patienten oft vor, die ihr VHF nicht als störend empfinden. Das damit verbundene Komplikationsrisiko bleibt dennoch bestehen [68].

2.2 Schweregrad der Symptome (EHRA-Klassifikation)

Der Schweregrad von VHF wird nach dem EHRA-Score (European Heart Rhythm Association) klassifiziert, der auf einer Konsensuskonferenz 2007 zwischen dem Kompetenznetz Vorhofflimmern und EHRA vorgeschlagen wurde und an die NYHA-Klassifikation angelehnt 4 Schweregrade der funktionellen Beeinträchtigung beschreibt (Tab. 2.2). Die Beurteilung der Symptomatik basiert auf der Kernsymptomatik bei VHF: Palpitationen, Schwäche, Schwindel, Dyspnoe, Brustschmerzen und Angst.

Tab. 2.2 EHRA-Score zur Klassifizierung des funktionellen Schweregrades des VHF [59].

EHRA I	Keine Symptome
EHRA II	Leichte Symptome, Alltagsaktivität nicht beeinflusst
EHRA III	Ausgeprägte Symptome, Alltagsaktivität beeinträchtigt
EHRA IV	Schwere, invalidisierende Symptome, unfähig zu normaler Alltagsaktivität

Die Häufigkeit der mit VHF verbundenen Symptomatik wird in 3 Stadien gruppiert: gering (seltener als einmal monatlich), mittel (einmal monatlich bis fast täglich) und hoch (mindestens einmal täglich).

2.3 Formen des Vorhofflimmerns

Klinisch werden derzeit 5 Formen von VHF unterschieden. Die Einteilung beruht auf der klinischen Präsentation und der Dauer der Rhythmusstörung (Tab. 2.3).

Bei der **Erstepisode** ist meistens noch unklar, ob es sich um ein einmaliges Ereignis, etwa im Rahmen einer Hyperthyreose, um den Beginn eines chronischen Verlaufs mit Anfällen von VHF unterschiedlicher Dauer und Häufigkeit oder bereits um eine der übrigen Formen des VHF handelt. Daher wird jeder Patient mit erstmalig diagnostiziertem VHF zunächst unabhängig von der Symptomatik und ihres Schweregrads (sowie von der vermuteten Dauer des VHF vor der Diagnose) als eigene Kategorie betrachtet. Vorhandene Risikofaktoren bzw. Grunderkrankungen erlauben eine erste prognostische Orientierung. Gerade Patienten mit erstmalig aufgetretenem VHF haben in den ersten Monaten danach ein erhöhtes Sterblichkeitsrisiko, da das VHF in diesen Fällen Ausdruck einer sich verschlechternden Grunderkrankung sein kann.

Anfallsweise auftretendes, **paroxysmales VHF** beginnt spontan und hört in der Regel innerhalb von 48 Stunden ohne Therapie von selbst wieder auf. Es kann auch bis zu 7 Tage dauern. Bei einer Dauer von mehr als 48 Stunden ist die Wahrscheinlichkeit einer spontanen Konversion in den Sinusrhythmus allerdings gering, sodass eine Antikoagulation eingeleitet werden muss. Paroxysmales VHF hat die Tendenz, immer wieder aufzutreten. Im weiteren

Tab. 2.3 Klinische Formen des VHF (nach [12]).

Form des Vorhofflimmerns	Beschreibung
Erstepisode (neu diagnostiziert)	Jedes neu diagnostizierte VHF (unabhängig von der begleitenden Symptomatik und ihres Schweregrads)
Paroxysmales	Anfallsweise auftretendes VHF, beginnt spontan und hört in der Regel innerhalb von 48 h (bis max. 7 d) ohne Therapie von selbst wieder auf
Persistierendes	Länger als 7 d anhaltendes VHF oder VHF, das sich nur durch medikamentöse oder elektrische Kardioversion beenden lässt
Lang anhaltend persistierendes	Persistierendes VHF, das über 1 Jahr lang anhält und bei dem noch ein Therapieversuch zur Wiederherstellung des Sinusrhythmus unternommen wird
Permanentes	Dauerhaftes, nicht mehr medikamentös oder elektrisch konvertierbares VHF, von Arzt und Patienten akzeptiert, daher (in der Regel) keine Therapie zur Rhythmuskontrolle angewendet

2.3 Formen des Vorhofflimmerns

Krankheitsverlauf dauert es dann meistens immer länger, bis die Anfälle spontan enden. Zuletzt bleibt das VHF oft dauerhaft bestehen.

Ein länger als 7 Tage anhaltendes VHF oder ein VHF, das sich nur durch medikamentöse oder elektrische Kardioversion (Abs. 4.1) beenden und in einen normalen Herzrhythmus konvertieren lässt, wird als **persistierendes VHF** bezeichnet. Bei etwa 40 % der Patienten entwickelt es sich innerhalb von 2 Jahren zu einer dauerhaften, nicht mehr konvertierbaren Form des VHF.

Wenn ein persistierendes VHF über 1 Jahr lang anhält, wird es nach den neuen ESC-Leitlinien dann als **lang anhaltend persistierendes VHF** bezeichnet, wenn bei dem Patienten noch ein Therapieversuch zur dauerhaften Wiederherstellung eines Sinusrhythmus unternommen wird.

Ein dauerhaftes VHF, bei dem eine Konversion nicht mehr gelingt und das von Arzt und Patient als solches akzeptiert wird, ist ein **permanentes VHF**. Bei etwa 8 % der Patienten mit VHF entwickelt sich paroxysmales innerhalb von 1 Jahr zu permanentem bzw. lang anhaltendem persistierenden VHF [68].

Abb. 2.1 zeigt den Zusammenhang der fünf klinischen Formen des VHF [12].

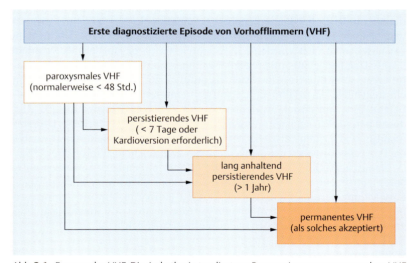

Abb. 2.1 Formen des VHF. Die Arrhythmie tendiert zur Progression von paroxysmalem VHF (selbst terminierend < 48 Stunden) zu persistierendem VHF (nicht selbst terminierend bzw. noch durch Kardioversion zu beenden) zu lang anhaltend persistierendem VHF (Dauer des persistierenden VHF > 1 Jahr, noch Versuch der Konversion) und schließlich zu permanentem VHF (nicht mehr konvertierbar, von Arzt und Patienten als solches akzeptiert).
Bei einer Erstepisode kann es sich um eine der genannten Formen handeln (nach [12]).

Eine besondere Form ist ein **asymptomatisches VHF,** das erst durch eine VHF-bedingte Komplikation (z. B. einen ischämischen Schlaganfall) oder als Zufallsbefund bei einer EKG-Untersuchung erkannt wird. Dieses VHF wird formal als Erstepisode klassifiziert und kann sich im Verlauf zu jeder anderen Form entwickeln.

Eine klinische Sonderstellung hat auch das vorübergehende **postoperative VHF,** von dem 20–35 % der Patienten nach einer Herzoperation betroffen sind. Verantwortlich dafür sind Veränderungen des Flüssigkeitshaushalts, Elektrolytstatus und der hämodynamischen Situation, ein chirurgisches Trauma der Vorhöfe sowie v. a. eine systemische Entzündungsreaktion und ein erhöhter Sympathikotonus. Es kann auch nach anderen Operationen auftreten. Postoperatives VHF weist auf ein erhöhtes allgemeines Risiko für VHF hin und rekurriert nicht selten – auch ohne Operation – Monate bis Jahre nach einer überstandenen postoperativen Episode [65].

Zur Frage nach dem **Übergang zwischen den klinischen Formen des VHF** ist zunächst festzuhalten, dass VHF eine progrediente Erkrankung ist [75]. Das Canadian Registry of Atrial Fibrillation (CARAF) gab die Übergangswahrscheinlichkeit bis zum permanenten bzw. lang anhaltend persistierendem VHF mit 8,6 % für 1 Jahr und 25 % für 5 Jahre an [57]. Auch ein Drittel der Patienten mit VHF ohne klar erkennbare Grunderkrankung erlebte im Langzeitverlauf über 30 Jahre eine Progression zu permanentem VHF [54]. In dem kanadischen Register wurden 757 Patienten mit paroxysmalem VHF median 8 Jahre lang beobachtet und regelmäßig klinisch, mit EKG und Echokardiografie untersucht. Dabei ergaben sich als multivariate Faktoren der Progression ein steigendes Lebensalter, eine signifikante Aortenstenose oder Mitralinsuffizienz, eine linksatriale Erweiterung und eine Kardiomyopathie [57]. Im deutschen AFNET-Register wurden außerdem arterielle Hypertonie, Diabetes mellitus und Herzinsuffizienz als Progressionsfaktoren identifiziert, wobei die Progressionswahrscheinlichkeit mit der Zahl solcher Faktoren stieg [86].

Inzwischen wurde der **HATCH-Score** [22] als ein einfaches, klinisch nutzbares Instrument zur Vorhersage des Progressionsrisikos vorgeschlagen. Seine Entwicklung beruht auf 1219 Patienten mit paroxysmalem VHF, von denen innerhalb 1 Jahres 178 (15 %) eine Progression zeigten. Als unabhängige Progredienzfaktoren ergaben sich in der Multivarianzanalyse:

- Herzinsuffizienz,
- höheres Lebensalter,
- eine frühere transiente ischämische Attacke (TIA) oder ein früherer Schlaganfall,
- eine COPD und
- eine arterielle Hypertonie.

2.3 Formen des Vorhofflimmerns

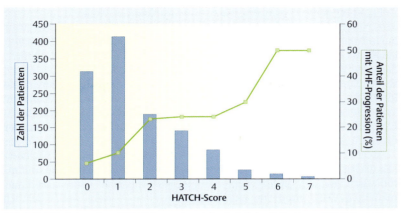

Abb. 2.2 Mit steigendem HATCH-Score nimmt der Anteil der Patienten mit VHF-Progression innerhalb der Beobachtungszeit zu (nach [22]).

Nach dem relativen Beitrag jedes Faktors zur Progredienz erhielten TIA/Schlaganfall sowie Herzinsuffizienz jeweils 2 Scorepunkte und die übrigen Faktoren jeweils 1 Punkt. Die maximale Punktzahl betrug also 7. Etwa 50% der Patienten mit einem HATCH-Score von 6 oder 7 erfuhren eine VHF-Progression innerhalb 1 Jahres, aber nur 6% mit einem HATCH-Score von 0 (Abb. 2.2).

Die Progression beeinflusste die klinische Prognose der Patienten, indem sie im 1-jährigen Beobachtungszeitraum zu mehr kardiovaskulären Ereignissen (inkl. TIA und Schlaganfällen) und Klinikaufenthalten führte. Die Patienten mit Progression hatten einen höheren mittleren $CHADS_2$-Score (Abs. 3.3) von 1,9 gegenüber den Patienten ohne Progression von 1,2. Der HATCH-Score hilft dabei, Hochrisikopatienten zu identifizieren, um sie entsprechend intensiv und gezielt betreuen zu können.

Für die Praxis:

- Hauptsymptome des VHF sind Palpitationen, Schwäche, Schwindel, Dyspnoe, Brustschmerzen und Angst. Aber ein Drittel bis ein Viertel der Patienten mit VHF ist asymptomatisch.
- Der Schweregrad von symptomatischem VHF wird nach dem EHRA-Score klassifiziert, der an die NYHA-Klassifikation bei Herzinsuffizienz angelehnt ist.
- Fünf klinische Formen des VHF mit therapeutischer und prognostischer Bedeutung werden unterschieden: Erstepisode (neu diagnostiziert), paroxysmales, persistierendes, lang anhaltend persistierendes und permanentes VHF.
- Mit dem HATCH-Score lässt sich das Progressionsrisiko bei VHF vorhersagen

2.4 Diagnostik

Bei hinweisender Symptomatik (Tab. 2.1, S. 22) erfolgt eine klinische Untersuchung mit Pulstasten und Auskultation. Ein irregulärer Puls bestärkt den Verdacht auf VHF, das sich in der Regel mittels EKG oder Langzeit-EKG bestätigen lässt. Anamnestisch wird u. a. nach früheren Episoden, Grundkrankheiten und Risikofaktoren gefragt. Bestätigtes VHF ist ein Anlass, anamnestisch unklare Grunderkrankungen/Risikofaktoren z. B. durch Blutdruckmessung, Belastungs-EKG, Echokardiografie, Lungenfunktionstest und Untersuchung der Schilddrüsenfunktion abzuklären [12, 68].

Sofern aktuell vorhanden, lässt sich VHF mittels **EKG** zweifelsfrei nachweisen und dokumentieren (Tab. 2.4). Da bis zu 70% aller VHF-Episoden asymptomatisch verlaufen, spricht der (zufällige) Nachweis einer kurzen, asymptomatischen VHF-Episode im EKG dafür, dass dieser Patient wahrscheinlich auch längere Episoden hat. Das EKG ermöglicht auch die Differenzialdiagnose zwischen VHF und anderen Arrhythmien, wie z. B. den seltenen supraventrikulären Rhythmen mit irregulären RR-Intervallen oder den häufigeren ventrikulären Extrasystolen [12, 61, 68].

Tab. 2.4 EKG-Kennzeichen des VHF (nach [12]).

- „Absolut" irreguläre RR-Intervalle ohne repetitives Muster
- Eindeutige P-Wellen in der Regel nicht erkennbar (reguläre elektrische Vorhofaktivität evtl. in wenigen Ableitungen, z. B. V1, erkennbar)
- Intervall zwischen zwei elektrischen Vorhofaktivierungen (sofern erkennbar) in der Regel variabel unter 200 ms
- Genannte Kennzeichen sollen ≥30 s lang nachweisbar sein

Da paroxysmales VHF nur zeitweilig und nicht unbedingt während einer EKG-Untersuchung in der Arztpraxis auftritt, ist das **Langzeit-EKG** die gängige Methode, um VHF zu erfassen. Dazu wird der Herzrhythmus üblicherweise 24–48 Stunden lang aufgezeichnet. Grundsätzlich kann aber die Rhythmusstörung auch in dieser langen Aufzeichnungsperiode noch verfehlt werden. Inzwischen sind sog. externe und interne Ereignisrekorder verfügbar, mit denen der Patient selbst ein EKG aufzeichnen kann, wenn die auf VHF hinweisenden Symptome akut auftreten. Den externen Ereignisrekorder drückt der Patient selbst auf die Haut im Brustbereich, sobald er eine entsprechende Symptomatik bemerkt, und zeichnet ein EKG über wenige Minuten auf. Dies ist jedoch nur bei symptomatischem VHF möglich, das länger als 30 Sekunden dauert, da das Gerät zunächst ordnungsgemäß platziert werden muss. Bei einer Variante ist der externe Ereignisrekorders permanent mit Klebeelektroden an der Haut fixiert und muss nur an- und abgeschaltet werden, sodass auch kürzere VHF-Episoden erfasst werden können. Interne, parasternal implantierte Ereignisrekorder mit integrierten Elektroden können kontinuierlich oder gezielt aufzeichnen und senden ihre Ergebnisse online direkt in die Arztpraxis.

Bei alledem ist **asymptomatisches VHF,** das oft erst nach einer ersten Komplikation vermutet und dann erkannt wird, ein diagnostisches Problem, das auch durch Ereignisrekorder nicht gelöst wird. Am ehesten trägt eine Verlängerung der Langzeit-EKG-Aufzeichnung bis zu mehreren Tagen oder eine stationäre telemetrische EKG-Überwachung zur Aufdeckung eines solchen VHF bei, sofern bestimmte Umstände (etwa ein ischämischer Schlaganfall) den Nachweis oder Ausschluss von VHF verlangen. Neuerdings ergibt sich eine zusätzliche Detektionsmöglichkeit durch die Abfrage und das Auslesen von SM- bzw. ICD-Generatoren im Rahmen der Nachsorge.

Ein **Screening von Hochrisikopopulationen auf asymptomatisches VHF** könnte sinnvoll sein, um Komplikationen des VHF frühzeitig vorbeugen zu können. Die Screening-Population wird am ehesten durch einen hohen Scorewert im Interactive Risk Score Calculator for Atrial Fibrillation (Tab. **1.4**) definiert. Daneben wäre es auch denkbar, Personen mit hohem Schlaganfallrisiko ohne bisher bekanntes VHF zu screenen. Als Screening-Untersuchung eignet sich das Langzeit-EKG.

Die diagnostische und prognostische Bedeutung von **atrialen Hochfrequenz-Episoden** (Atrial High-Rate Episodes, AHRE), die von einem implantierten Schrittmacher mit intrakardialer Elektrode bei Patienten mit bisher nicht bekanntem VHF gemessen wurden, ist noch unklar. Bei diesen Patienten wird allerdings von einem erhöhten Schlaganfallrisiko ausgegangen, das mit der Dauer der AHRE assoziiert ist. Bei ihnen sollte daher versucht werden, VHF nachzuweisen. Gelingt dies, erfolgt die übliche antithrombotische Prävention des Schlaganfalls. Gelingt dies nicht, bilden die Dauer der AHRE und das sonstige Schlaganfallrisiko des Patienten (Abs. 3.3) die Rationale für therapeutisch-präventive Entscheidungen [65].

Zur näheren Orientierung über die Ursachen des VHF und seiner prognostischen Bedeutung spielt die **Echokardiografie** eine wichtige Rolle. Ein vergrößerter linksatrialer Durchmesser ist bspw. mit der VHF-Rezidivrate nach elektrischer Kardioversion (Abs. 4.1) assoziiert. Das linksatriale diastolische oder systolische Volumen ist verlässlich durch dreidimensionale Echokardiografie in Echtzeit (3D-Echo) oder **Magnetresonanztomografie des Herzens** (Kardio-MRT) bestimmbar [61].

Diagnostische **Maßnahmen und Parameter zur Abklärung von Grunderkrankungen und Risikofaktoren** eines festgestellten VHF sind in Tab. **2.5** zusammengefasst.

Tab. 2.5 Maßnahmen / Parameter zur Abklärung der Ursachen, Grunderkrankungen und Risikofaktoren eines diagnostizierten VHF (nach [12]).

- Echokardiografie zur Abklärung atrialer, ventrikulärer, valvulärer Befunde sowie kongenitaler Herzfehler
- Schilddrüsenfunktionstest (üblicherweise Serum-TSH)
- Blutbild
- Proteinurie, glomerulär Filtrationsrate (GFR) nach der Cockcroft-Gault- oder MDRD-Formel
- Blutdruckmessung
- Diabetestests (üblicherweise Nüchternglukose, oraler Toleranztest)
- Leberfunktionstest
- Belastungs-EKG bei Symptomen oder Risikofaktoren einer koronaren Herzerkrankung
- Koronarangiografie bei Symptomen einer Myokardischämie oder LV-Dysfunktion

MDRD = Modification of Diet in Renal Disease

Die **Diagnostik im weiteren Verlauf** soll bspw. klären, ob sich das Risikoprofil der Patienten mit VHF durch neue Erkrankungen / Risikofaktoren verändert hat, ob sich Therapieindikationen geändert haben (ob z. B. eine Antikoagulation nun notwendig oder nicht mehr notwendig ist), ob sich die Beschwerden des Patienten verbessert haben (wenn nicht, Therapie überprüfen), ob das VHF fortschreitet (evtl. Therapie überprüfen) und ob eine adäquate Kammerfrequenz dauerhaft erreicht ist.

Für die Praxis:

- Bei hinweisender Symptomatik bestärkt ein irregulärer Puls den Verdacht auf VHF, das mittels EKG oder Langzeit-EKG nachgewiesen wird.
- Asymptomatisches VHF ist ein diagnostisches Problem und wird oft erst nach einer ersten Komplikation diagnostiziert.
- Wenn VHF festgestellt wurde, ist die diagnostische Abklärung von Grunderkrankungen und Risikofaktoren wichtig.

3 Vorhofflimmern und Schlaganfall

3.1 Kardioembolische Schlaganfälle

Ischämische Hirninfarkte haben eine Vielzahl von Ätiologien. In manchen Fällen findet man bei der genauen Abklärung der Ursachen sogar mehrere konkurrierende Ursachen, bei anderen trotz intensiver Suche keine direkten Auslöser (sog. kryptogene Schlaganfälle). In vielen Fällen weisen schon die Infarktmuster in CT oder MRT auf die zugrunde liegende Ursache hin (Abb. 3.1 und Tab. 3.1).

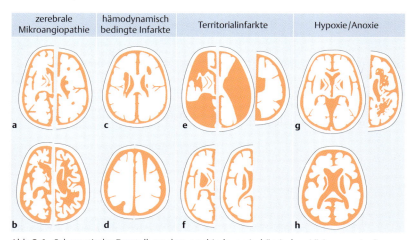

Abb. 3.1 Schematische Darstellung der verschiedenen ischämischen Läsionsmuster im Großhirn. a) Multiple lakunäre Infarkte an den Prädilektionsstellen. b) Typischer Befund bei subkortikaler arteriosklerotischer Enzephalopathie (M. Binswanger) mit lakunären Infarkten an den Prädilektionsstellen und diffuser, periventrikulär betonter Dichteminderung der weißen Substanz. c) Unterschiedlich große Endstrom-Infarkte („letzte Wiesen") an typischer Stelle, streng subkortikal. d) Vorderer und hinterer Grenzzonen-Infarkt mit kombinierter kortikaler und subkortikaler Läsion. Nachweis in den apikalen Schichten. e) Unterschiedlich große Territorialinfarkte der vorderen, mittleren und hinteren Mediaast-Gruppe (links), des gesamten Mediaterritoriums (Mitte) sowie des Anterior- und Posteriorgebiets (rechts). Ein sehr kleiner kortikaler Territorialinfarkt eines peripheren Mediaastes ist ebenfalls abgebildet. f) Sog. ausgedehnter Linsenkern-Infarkt. Das Territorium der Aa. lenticulostriatae ist in allen Schnittebenen betroffen. g) Typischer Befund bei CO-Vergiftung: Bilaterale Pallidumnekrosen und diffuse Dichteminderung des Marklagers mit Hirnschrumpfung. h) Ähnlicher Befund nach Strangulation oder hämorrhagischem Schock. Beide Endstrom-Regionen sind infarziert, das Gehirn ist massiv geschrumpft (nach [98]).

Tab. **3.1** Ätiopathogenetische Einteilung der Infarkte (mit freundlicher Genehmigung von Springer Science + Business Media, Tab. 5.4 in Poeck K, Hacke W. Neurologie. 12. Aufl. 2006).

Infarktmuster	Ätiologie	Risikofaktoren
Mikroangiopathie		
Lakunäre Infarkte – Einzelne	1. Lipohyalinose	1. Hypertonus 2. Diabetes
	2. Arterio-arterielle Embolie	1. Hypertonus 2. Diabetes 3. Hypercholesterinämie
	3. Kardiale Embolie	1. Vorhofflimmern 2. Andere kardiale Quellen
Lakunäre Infarkte – Multiple	1. Lipohyalinose	1. Hypertonus
	2. Kardiale Embolie	1. Vorhofflimmern 2. Andere kardiale Quellen
Subkortikale **arteriosklerotische** *Enzephalopathie*	**1. Lipohyalinose**	**1. Hypertonus** 2. Diabetes
Makroangiopathie		
Territorialinfarkte	**1. Kardiale Embolie**	**1. Vorhofflimmern** **2. Andere Quellen**
	2. Arterio-arterielle Embolie 1. Karotisstenose 2. Aortenarteriosklerose	**Hypertonus** **Diabetes** **Hypercholesterinämie**
	3. Dissektion	**1. Trauma** 2. Infektion
	4. Lokale Thrombosen	1. Gerinnungsstörung 2. Lokale Arteriosklerose 3. Vaskulitis 4. Drogen
Hämodynamisch induzierte Infarkte	1. Extrakranielle Stenosen 2. Intrakranielle Stenosen 3. Dissektion	1. Hypertonus, Diabetes 2. Hypercholesterinämie 3. Trauma

Gliederung von Ätiologie und Risikofaktoren nach Häufigkeitsrangfolge (1.–3.) und Bedeutung (**fett hervorgehoben** = sehr häufig und wichtig; *kursiv hervorgehoben* = eher selten).

Eine einfache Einteilung unterscheidet die Arteriosklerose der hirnversorgenden Gefäße mit Stenosen, die zu arterio-arteriellen Embolien oder zu hämodynamischen Infarkten führen können, von lokalen arteriellen Thrombosen der Hirnbasisgefäße, bei denen die Infarkte, wie beim Herzinfarkt, durch einen lokalen arteriosklerotischen Verschluss entstehen können. Beide Formen sind mit 10–15% aller Schlaganfälle eher selten. Etwa 20–25% der Infarkte liegt eine intrazerebrale Arteriolosklerose, die sog. zerebrale Mikroangiopathie zugrunde, bei der es zu lakunären Infarkten kommt. Die größte ätiologische Subgruppe sind mit fast 30% die kardioembolischen Infarkte, von denen die meisten durch Embolien bei nichtvalvulärem Vorhofflimmern entstehen.

Embolien können aus dem Herzen (kardiale Embolie), aus den hirnzuführenden Arterien (Aorta, Karotis, Vertebralarterien) oder den intrakraniellen Arterien (Karotissiphon, intrakranielle Vertebralis, Basilaris) stammen. Sie können in ihrer Zusammensetzung sehr heterogen sein: Es gibt frische (paradoxe) venöse Embolien, frische arterielle Plättchenthromben, die von arteriosklerotischen Plaques losgelöst werden können, und organisierte, z.T. verkalkte oder cholesterinreiche Embolien.

Embolische Infarkte führen zu typischen Territorialinfarkten. Kleine Embolien können aber auch Infarkte von Lakunengröße verursachen, wenn sie penetrierende Arterien verschließen.

Die häufigste Ursache eines Hirninfarkts ist der embolische Verschluss einer zerebralen Arterie. Embolien aus dem Herzen führen zu besonders großen, behindernden und relativ häufig auch tödlich verlaufenden Infarkten. Daneben gibt es noch seltenere Ursachen wie Dissektionen, Gefäßentzündungen, traumatische Gefäßläsionen, Luft- oder Fettembolien oder hyperkoagulatorische Gerinnungsstörungen. Trotz gründlicher Abklärung bleibt eine beträchtliche Zahl der ischämischen Infarkte ätiologisch ungeklärt. Dann spricht man von kryptogenen Infarkten, von denen viele annehmen, dass diesen nicht detektierte kardiale Embolien zugrunde liegen könnten.

Tab. **3.2** Kardioembolische Ursachen der Hirnischämien (modifiziert nach [42]).

Häufige Ursachen	Seltenere und nicht definitiv nachgewiesene Ursachen
■ Idiopathisches Vorhofflimmern ■ Sick-Sinus-Syndrom ■ Akuter Myokardinfarkt ■ Aneurysma im linken Vorhof ■ Bedeutsame systolische linksventrikuläre Dysfunktion mit und ohne umschriebene Aneurysmabildung ■ Kardiomyopathie ■ Herzklappenerkrankung ■ Offenes Foramen ovale mit Aneurysma des Vorhofseptums ■ Infektiöse Endokarditis	■ Sonstige Arrythmien ■ Mitralklappenvorfall ■ Verkalkung des Mitralrings ■ Länger zurückliegender Herzklappenersatz ■ Offenes Foramen ovale ohne Begleiterkrankung ■ Nicht bakterielle Endokarditis ■ Myxom

3.2 Prognostische Bedeutung von Schlaganfällen bei Vorhofflimmern

Patienten mit VHF haben ein erhöhtes Thrombembolie-Risiko. Vor allem ist, wie oben ausgeführt, ihr Schlaganfallrisiko stark erhöht: Patienten mit VHF haben eine 5-fach höhere Wahrscheinlichkeit als altersgleiche Personen ohne VHF, einen – zumeist ischämischen (embolischen) – Schlaganfall zu erleiden [35, 68].

Die durch VHF eingeschränkte Pumpfunktion des Herzens verursacht nicht nur einen Teil der Symptomatik bei VHF, wie allgemeine Leistungsminderung, Dyspnoe und Ödeme, sie verringert auch die Fließgeschwindigkeit des Blutes in den Vorhöfen. Während sich die Vorhöfe bei normalem Sinusrhythmus koordiniert kontrahieren und das Blut weitertransportieren, besteht bei VHF eine völlig unkoordinierte Bewegung aller Wandabschnitte in Form eines „feinen Zitterns". In den Vorhofohren, insbesondere im linken Vorhofohr, ist die Fließgeschwindigkeit bei VHF besonders gering, sodass sich an dieser Prädilektionsstelle häufig Thromben bilden, selten jedoch im rechten Vorhofohr. Weitere thrombogene Bedingungen, wie endokardiale Veränderungen durch kardiale oder metabolische Grunderkrankungen, sowie eine prothrombotische Gerinnungssituation mit verringerter Fibrinolyse oder Thrombozytenaktivierung können zur **Thrombogenese** bei VHF beitragen. Lösen sich von den atrialen Thromben Teile ab oder werden diese ganz mit dem Blutstrom weggeschwemmt, kommt es zu systemischen Thrombembolien und ischämischen Schlaganfällen. Die Wahrscheinlichkeit einer Thrombembolie ist besonders hoch, sobald der Sinusrhythmus durch medikamentöse oder elektrische Konversion (Abs. 4.1) wiederhergestellt wird und die Vorhöfe sich wieder regelmäßig und koordiniert kontrahieren [59, 68, 85].

Schlaganfall ist die wichtigste Komplikation bei VHF: Patienten mit VHF haben ein stark erhöhtes Schlaganfallrisiko und bis zu 30 % aller Schlaganfallpatienten haben ein bekanntes oder bis zu diesem Zeitpunkt noch nicht identifiziertes VHF. Demnach gehen in Deutschland jährlich über 50 000 Schlaganfälle mit VHF einher, weltweit sind es 3 Mio. Ein Schlaganfall bei Patienten mit VHF ist oft besonders groß, schwerwiegend und führt nicht selten zu dauerhafter Behinderung. Rezidivschlaganfälle sind häufiger als bei Schlaganfallpatienten ohne VHF und die Mortalität ist doppelt so hoch. Das Schlaganfallrisiko bei den verschiedenen klinischen Formen des VHF (paroxysmal bis permanent) ist ähnlich und besteht auch bei asymptomatischem VHF. Von daher ist das Screening von Hochrisikopopulationen auf VHF mit dem Ziel einer rechtzeitigen antithrombotischen Therapie ratsam (Tab. 1.4, S. 18). Schlaganfall- oder Thrombembolie-Patienten müssen immer auf VHF untersucht werden [3, 12, 35, 59, 61, 68].

In letzter Zeit haben Untersuchungen nahegelegt, dass sich durch asymptomatische zerebrale Thrombembolien („stille Schlaganfälle"), die mit zerebraler Bildgebung darstellbar sind, im Langzeitverlauf bei Patienten mit VHF eine **kognitive Dysfunktion bis hin zur Demenz** entwickeln könnte [10, 66, 69].

VHF hat weitere prognostische Auswirkungen, die im Wesentlichen mit dem erhöhten Schlaganfallrisiko zusammenhängen: Die **Mortalität** ist bei VHF – unabhängig von weiteren Prädiktoren – doppelt so hoch wie ohne VHF. Dies gilt also auch für Patienten mit koronarer Herzerkrankung, Herzinsuffizienz, Schlaganfall oder Klinikpatienten mit VHF. Diese entscheidende Risikoerhöhung durch VHF spricht für eine möglichst frühe Diagnose, um die bestmögliche Chance einer dauerhaften Konversion zum Sinusrhythmus zu haben. Bisher ist die antithrombotische Therapie zur Schlaganfallprävention (Abs. 3.4) die einzige Maßnahme, um die mit VHF verbundene Mortalität zu verringern [12, 52, 116].

VHF führt auch zu einer hohen Zahl von **Klinikaufenthalten.** Neben der Akutbehandlung der Rhythmusstörung sind das akute Koronarsyndrom, die Verschlechterung einer Herzinsuffizienz und thromboembolische Komplikationen die Hauptanlässe [12].

Eine weitere häufige Komplikation von VHF ist eine **linksventrikuläre (LV) Dysfunktion** infolge einer Tachykardie, eines Verlusts an atrialer Kontraktion und eines erhöhten enddiastolischen LV Füllungsdrucks. Therapeutisch wird die LV Funktion bei Patienten mit VHF sowohl durch Frequenzsenkung als auch durch Rhythmuskontrolle positiv beeinflusst [12].

3.3 Risikostratifizierung für (weitere) Schlaganfälle bei Vorhofflimmern

Die Risikofaktoren des VHF (Abs. 1.2) und die Risikofaktoren des Schlaganfalls bei VHF überschneiden sich beträchtlich. Dennoch sollen die Schlaganfall-Risikofaktoren bei VHF hier mit dem Ziel einer klinischen Risikostratifizierung noch einmal separat herausgearbeitet werden. Das **Schlaganfallrisiko** von Patienten mit VHF ist unterschiedlich hoch und hängt in erster Annäherung vom Lebensalter und von Begleiterkrankungen ab. So liegt das jährliche Risiko bei Patienten unter 65 Jahren ohne Begleiterkrankungen weit unter 1 %, bei älteren Patienten mit kardialer Komorbidität aber über 6 %; beide Angaben betreffen Patienten mit VHF ohne antithrombotische Therapie. Mit antithrombotischer Therapie ist das Schlaganfallrisiko wesentlich geringer [12, 26, 68, 74].

Die **Risikofaktoren für einen Schlaganfall** bei Patienten mit VHF sind in Tab. 3.3 zusammengestellt. Sie gelten für alle klinischen Formen des VHF, wobei jedoch die Dauer des VHF das Schlaganfallrisiko beeinflussen könnte. Das individuelle Risiko muss regelmäßig neu bewertet werden, da die Patienten

3 Vorhofflimmern und Schlaganfall

Tab. 3.3 Risikofaktoren des Schlaganfalls bei Patienten mit VHF [12, 50, 118].

- Höheres Lebensalter
- Weibliches Geschlecht (RR 1,6 für Thrombembolien)*
- Schlaganfall, TIA oder sonstige Thrombembolie in der Anamnese
- Arterielle Hypertonie
- Diabetes mellitus*
- Strukturelle Herzerkrankung (LV Dysfunktion oder Hypertrophie)
- Klinisch manifeste Atherosklerose (z.B. periphere Gefäßerkrankung)*
- Chronische Nierenerkrankung: Proteinurie (RR 1,5), GFR <45 ml/min*
- Zweidimensionale transthorakale Echokardiografie: mäßiggradige bis schwere LV systolische Dysfunktion
- Transösophageale Echokardiografie**: spontaner Echokontrast (RR 3,7), linksatrialer Thrombus (RR 2,5), komplexe Aortenplaques (RR 2,1), Flussgeschwindigkeit im linken Vorhofohr ≤20 cm/s (RR 1,7)

GFR = glomeruläre Filtrationsrate, LV = linksventrikulär, RR = relatives Risiko
*Faktoren mit geringerer Evidenz
**Risikofaktoren für Schlaganfall und sonstige Thrombembolien

älter werden und neue Erkrankungen (z.B. arterielle Hypertonie) hinzukommen können. Besonders hoch ist das Risiko für einen (weiteren) Schlaganfall bei Patienten, die schon einen Schlaganfall erlitten haben. In seltenen Fällen können auch Risikofaktoren wegfallen [12, 50].

Im besonderen Fall des **postoperativen VHF** sollte eine Antikoagulation bei individueller Abwägung dann erwogen werden, wenn das VHF länger als 48 Stunden andauert. Das allgemein Schlaganfallrisiko des Patienten geht in die Abwägung ein [12].

Risikostratifizierung

Zur Stratifizierung von Patienten mit VHF bez. ihres Schlaganfallrisikos wird ein Risikoscore eingesetzt, dessen Parameter in der täglichen Praxis leicht bestimmbar sind und dessen Scorewerte das Risiko valide stratifizieren. Diese Risikostratifizierung bezieht sich nur auf VHF, das nicht durch eine Herzklappenerkrankung bedingt ist (nichtvalvuläres VHF). Neben dem heute gebräuchlichen **CHA$_2$DS$_2$-VASc-Score** und seiner Vorform, dem CHADS$_2$-Score, die hier näher vorgestellt werden, gab es zahlreiche Vorläufermodelle. Der CHADS$_2$-Score wird dem CHA$_2$DS$_2$-VASc-Score in Tab. 3.4 gegenübergestellt (Hughes und Lip 2008). Beide Scores werden der Bedeutung vorheriger Schlaganfälle dadurch gerecht, dass in diesem Fall 2 Risikopunkte gegeben werden.

3.3 Risikostratifizierung für (weitere) Schlaganfälle bei Vorhofflimmern

Tab. **3.4** CHADS$_2$-Score und CHA$_2$DS$_2$-VASc zur Stratifizierung des Schlaganfallrisikos von Patienten mit nichtvalvulärem VHF (davon abgeleitetete ESC-Therapieempfehlungen in Tab. **3.5**).

CHADS$_2$-Score	Punkte	CHA$_2$DS$_2$-VASc-Score	Punkte
Herzinsuffizienz	1	Herzinsuffizienz (LV Dysfunktion)	1
Arterielle Hypertonie	1	Arterielle Hypertonie	1
Alter ≥ 75 Jahre	1	Alter ≥ 75 Jahre	2
Diabetes mellitus	1	Diabetes mellitus	1
Schlaganfall / TIA in der Anamnese	2	Schlaganfall / TIA in der Anamnese	2
		Atherosklerot. Gefäßerkrankung*	1
		Alter 65–74 Jahre	1
		Weibliches Geschlecht	1
Maximal	6		9

*Myokardinfarkt in der Anamnese, periphere arterielle Verschlusskrankheit, Aortenplaques

Tab. **3.5** Empfehlungen der ESC-Leitlinien zur antithrombotischen Therapie bei VHF je nach CHA$_2$DS$_2$-VASc-Score (nach [12]). Auf die Änderung der ESC-Leitlinie 2012 auf S. 116 sei hingewiesen.

CHA$_2$DS$_2$-VASc-Score	Empfehlung
0	Acetylsalicylsäure (75–325 mg/d*) oder keine Antikoagulation, keine Antikoagulation bevorzugt
1	Acetylsalicylsäure (75–325 mg/d*) oder orale Antikoagulation, orale Antikoagulation bevorzugt
≥ 2	Orale Antikoagulation

*In Deutschland werden bei Anwendung von Acetylsalicylsäure üblicherweise 100 mg/d verabreicht.

Für die CHADS$_2$-Scorewerte von 0–6 Punkten ergibt sich ein jährliches Schlaganfallrisiko von 1,9 % bei 0–18,2 % bei 6 Punkten (Abb. **3.2**) [12, 36]. In der klinischen Praxis fallen relativ viele Patienten (im deutschen AFNET-Registers waren es 32 %) in die Klasse mit mittlerem Risiko (CHADS$_2$-Score = 1), für die keine eindeutigen Leitlinien-Empfehlungen für eine antithrombotische Therapie vorlagen. Vor allem um das Schlaganfallrisiko dieser großen Gruppe von Patienten mit „mittlerem Risiko" besser zu charakterisieren, wurde der CHADS$_2$-Score zum CHA$_2$DS$_2$-VASc-Score erweitert. Darin wurden 3 zusätzliche Risikofaktoren bzw. Faktorstufen berücksichtigt: Neu sind atherosklerotische Gefäßerkrankung und weibliches Geschlecht, das Alter wurde nun in 3 Stufen mit 0, 1 oder 2 Punkten unterteilt. Mit Anwendung

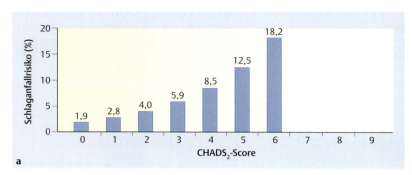

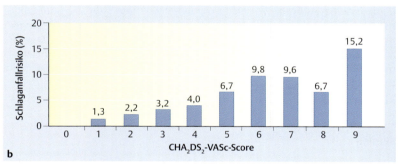

Abb. 3.2 a) Schlaganfallrisiko der Patienten mit VHF nach dem $CHADS_2$-Score (nach Gage et al. 2001, Camm ESC Guideline 2010), b) Schlaganfallrisiko der Patienten mit VHF nach dem CHA_2DS_2-VaSc-Score (nach [78]).

dieses neuen Scores ging die Gruppe mit mittlerem Risiko im deutschen Register auf 15 % zurück (Abb. 3.3) [37, 85].

Die ESC-Leitlinien von 2010 [12] sehen bei individueller Beurteilung eine antithrombotische Therapie ab einem CHA_2DS_2-VASc-Score von 2 vor (Tab. 3.5). Damit wurde diese Prävention – auf die Patienten des deutschen AFNET-Registers bezogen – nun 77 % statt 51 % der Patienten empfohlen (Abb. 3.3). Die Hochrisikogruppe hat sich mit Anwendung des neuen Scores beträchtlich erweitert. Im Grunde hat sich mit dem neuen Score die Fragestellung umgedreht: Hieß es früher: Welcher Patient soll antikoaguliert werden? So heißt es heute: Welcher Patient benötigt keine Antikoagulation?

Für die Praxis gilt folgende Vereinfachung: Sobald ein Patient im $CHADS_2$-Score bereits 2 oder mehr Punkte hat, erübrigt sich die Anwendung des komplizierteren CHA_2DS_2-VASc-Scores, wenn es um die Indikation zur oralen Dauerantikoagulation geht, die bei diesen Patienten ohnehin besteht.

Mit Bezug auf den einzelnen Patienten mit VHF bietet der $CHADS_2$-Score eine gute Orientierung, die aber nicht allein über die Indikation einer antithrombotischen Therapie bzw. deren Auswahl entscheidet. Neben dem individuellen Blutungsrisiko des Patienten (folgender Absatz) spielen weitere individuelle Voraussetzungen (folgender Absatz) eine Rolle. Aber auch zusätzliche klinisch-diagnostische Informationen sind nützlich, um z.B. mittels CHA_2DS_2-VASc-Score das Schlaganfallrisiko weiter zu differenzieren. Der Risikofaktor „arterielle Hypertonie" bspw. stellt sich bei guter oder schlechter therapeutischer Einstellung ganz unterschiedlich dar (ein generelles Problem ist, dass aufgrund der Studiendaten bei der Berechnung derartiger Scores keine weitere Differenzierung nach dem Schweregrad der erfassten Krankheit möglich ist). Zerebrale MRT-Befunde, wie etwa zerebrale Mikroangiopathien, die klinisch an Gangstörungen, milden kognitiven Funktionsstörungen und/oder Inkontinenz erkennbar sind [59] oder andere Risikofaktoren eines hämorrhagischen Schlaganfalls können die Risikoeinschätzung verändern. Dies gilt auch für Parameter des Gerinnungssystems und echokardiografische Parameter (z.B. atrialer Thrombennachweis). Wahrscheinlich beeinflusst auch die VHF-Last („atrial fibrillation burden", das Integral der Dauer der einzelnen VHF-Episoden) das Schlaganfallrisiko [61].

Blutungsrisiko

Vor dem Beginn einer antithrombotischen Therapie muss das **Blutungsrisiko** des Patienten unter dieser Behandlung geschätzt werden, damit der potenzielle Nutzen (Prävention thromboembolischer Ereignisse) den potenziellen Schaden (schwerwiegende, darunter auch intrakranielle Blutungen) überwiegt. Bei intrakraniellen Blutungen können anatomisch u.a. parenchymatöse (intrazerebrale in Großhirn, Stammganglien, Hirnstamm oder Kleinhirn), subarachnoidale, subdurale und epidurale Blutungen unterschieden werden. Nach ihrer Ätiologie werden primäre Blutungen ohne klar erkennbare Ursachen

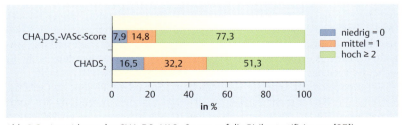

Abb. **3.3** Auswirkung des CHA_2DS_2-VASc-Scores auf die Risikostratifizierung [37]).

und sekundäre Blutungen u.a. infolge arterieller Hypertonie, Schädel-Hirn-Trauma, Tumor oder Medikamenten unterschieden [4, 73].

Die Faktoren, die das Risiko einer Blutung (Tab. 3.6) und eines Schlaganfalls bestimmen, überschneiden sich beträchtlich; in der Regel liegt das Risiko einer Thrombembolie im Großen und Ganzen höher als das einer Blutung, sodass auch bei erhöhtem Blutungsrisiko der Nutzen überwiegt. Nutzen und Risiko der Behandlung sollten unter einer Langzeittherapie regelmäßig beurteilt werden und insbesondere auch bei einer Veränderung des klinischen Bildes.

Tab. 3.6 Risikofaktoren des Blutungsrisikos von Patienten mit VHF (nach [61]).

- Höheres Lebensalter
- Zerebrovaskuläre Erkrankung inkl. Schlaganfall/TIA in der Anamnese
- Gastrointestinale Blutung in der Anamnese
- Sonstige schwere Blutung in der Anamnese
- Schwere Begleiterkrankung (chronische Niereninsuffizienz im Stadium III–IV, koronare Herzerkrankung, akutes Koronarsyndrom, schwere Anämie, schwere Leberfunktionsstörung)
- Anwendung sonstiger auf die Blutgerinnung wirkender Medikamente (z.B. Clopidogrel, Acetylsalicylsäure, nichtsteroidale Antirheumatika)
- Vorhofflimmern

Tab. 3.7 HAS-BLED-Score zur Beurteilung des Blutungsrisikos bei Patienten mit VHF (nach [12, 74]).

Kriterium	Punkte
Arterielle Hypertonie	1
Abnorme Leber- oder Nierenfunktion*	1–2
Schlaganfall in der Anamnese	1
Blutung (Anamnese oder Disposition)	1
Labile INR-Einstellung	1
Alter >65 Jahren	1
Medikamentenanwendung (Acetylsalicylsäure, NSAR) oder Alkoholabusus*	1–2
Maximal	9
Beurteilung: Ein hohes Blutungsrisiko besteht bei einem Score ≥3 Punkten; daher wird bei diesen Patienten eine vorsichtige Einstellung und intensive Überwachung empfohlen [12].	

*Jede Kategorie (Leber- oder Nierenfunktion bzw. Medikamente oder Alkohol) zählt mit jeweils 1 Punkt.

Zur Beurteilung des individuellen Blutungsrisikos bei Patienten mit VHF wurde ebenfalls ein praktikabler Score entwickelt. Der **HAS-BLED-Score,** der aus einer Real-world-Kohorte von 3978 Personen mit VHF entstanden ist [74, 131], wird in Tab. 3.7 vorgestellt.

In der Praxis wird sich schon wegen der Überlappung einiger Risikofaktoren häufig ein Patient mit einem CHA_2DS_2-VASc-Score ≥ 2 Punkten und einem HAS-BLED-Score ≥ 3 Punkten finden. Nicht selten fallen Patienten mit asymptomatischem VHF in diese Gruppe, das erstmalig nach einem Schlaganfall diagnostiziert wird. In solchen Fällen behält die Risikoeinschätzung mithilfe der Scores ihren Sinn, gibt aber nicht allein den Ausschlag hinsichtlich der Entscheidung für oder gegen eine antithrombotische Therapie [61, 85].

Es überrascht nicht, dass die Risikoindikatoren für Blutungen bei VHF sehr ähnlich denen sind, die das Risiko für Ischämien anzeigen. Eine wirkliche Hilfe für die Auswahl von Patienten, die nicht behandelt werden sollen, stellen Scores nicht dar. Kurzum, die Patienten mit dem höchsten Ischämierisiko haben auch das höchste Blutungsrisiko, und umgekehrt.

Für die Entscheidung für oder gegen eine antithrombotische Therapie sind weitere individuelle Voraussetzungen des Patienten wichtig: u. a. seine Zustimmung, die (zumindest bei der herkömmlichen oralen Antikoagulation mit Vitamin-K-Antagonisten) notwendigen regelmäßigen Kontrolluntersuchungen wahrzunehmen und bestimmte diätetische Einschränkungen einzuhalten. Außerdem muss der Arzt den Eindruck gewinnen, dass der Patient die richtige Anwendung und längerfristige Einhaltung der antithrombotischen Therapie gewährleisten kann [50].

Schwierig zu beurteilen ist die wachsende Gruppe der Patienten mit VHF und klinisch relevantem Schlaganfallrisiko mit einem akuten Koronarsyndrom bzw. einem Zustand nach Stentimplantation, die im Grunde eine Kombination aus oraler Antikoagulation und antithrombozytärer Therapie benötigen würden (Näheres dazu in Abs. 3.4, S. 42) [61].

Für die Praxis:

- Patienten mit VHF haben ein 5-fach höheres Risiko als altersgleiche Personen ohne VHF, einen Schlaganfall zu erleiden. Das Schlaganfallrisiko bei den verschiedenen klinischen Formen des VHF ist ähnlich und besteht auch bei asymptomatischem VHF.
- Ein Schlaganfall bei Patienten mit VHF ist oft besonders schwerwiegend, Rezidive sind häufiger als bei Patienten ohne VHF und die Mortalität ist erhöht.
- Durch asymptomatische zerebrale Thromboembolien kann sich möglicherweise bei VHF eine kognitive Dysfunktion bis hin zur Demenz entwickeln.
- Zur Stratifizierung des Schlaganfallrisikos von Patienten mit VHF hat sich in der Praxis der $CHADS_2$-Score durchgesetzt. Wenn bei diesem Score ein Wert von 0 oder 1 resultiert, ist es notwendig, weitere Faktoren zu berücksichtigen, die im neuen CHA_2DS_2-VASc-Score

erscheinen, um die Indikation zu einer oralen Dauerantikoagulation zu stellen. Mit Einführung des neuen Scores hat sich die Hochrisikogruppe der Patienten mit VHF, die eine antithrombotische Therapie zur Schlaganfallprävention erhalten sollten, vergrößert.
- Vor dem Beginn einer antithrombotischen Therapie muss auch das Blutungsrisiko des Patienten eingeschätzt werden. Dabei hilft der im Praxisalltag leicht durchführbare HAS-BLED-Score.

3.4 Prävention von Embolien bei Vorhofflimmern

Die antithrombotische Therapie, die bei Patienten mit VHF zur Prävention von ischämischen Schlaganfällen und systemischen Thrombembolien eingesetzt wird, ist ein essenzieller Bestandteil der Therapie von Patienten mit VHF und therapiebedürftigem Schlaganfallrisiko. Sie verbessert die Prognose dieser Patienten nachhaltig, indem sie folgenschwere Schlaganfälle verhindert. Die antithrombotische Therapie bei VHF wurde in zahlreichen großen Studien untersucht. Darin ging es u. a. um die richtige Balance zwischen Thromboseschutz und Blutungsrisiko sowie in den letzten Jahren zunehmend um den Vergleich zwischen der herkömmlichen oralen Antikoagulation mit Vitamin-K-Antagonisten und den neuen Substanzen (Thrombin- und Faktor-Xa-Inhibitoren) in dieser Indikation. Wichtige Studienergebnisse werden im Folgenden vorgestellt.

Nach den ESC-Leitlinien sollen Patienten mit nichtvalvulärem VHF und einem CHA_2DS_2-VASc-Score ≥ 2 eine orale Antikoagulation erhalten (Tab. 3.5). Patienten mit einem Score von 1 wird ebenfalls die Anwendung einer oralen Antikoagulation als bevorzugte Variante empfohlen, alternativ können sie auch Acetylsalicylsäure anwenden, dessen Wirksamkeit jedoch bei ebenfalls nicht zu vernachlässigendem Blutungsrisiko wesentlich geringer ist. Nach den Ergebnissen der AVERROES-Studie (s. S. 69) erscheint die Anwendung von Acetylsalicylsäure als obsolet. Als orale Antikoagulation sind entweder die herkömmlichen Vitamin-K-Antagonisten oder neue orale Antikoagulanzien vorgesehen. Abgesehen von besonderen Situationen wie vorübergehendem postoperativen VHF oder nach dauerhaft wiederhergestelltem Sinusrhythmus, ist die Therapie grundsätzlich lebenslang erforderlich, sofern sich nicht durch neue Begleiterkrankungen die Risikobeurteilung verändert oder Kontraindikationen einstellen. Die Leitlinien-Empfehlung ist für den einzelnen Patienten als Orientierung zu verstehen. Zusätzlich müssen u. a. das Blutungsrisiko und individuelle Vorgaben wie Kontraindikationen und die voraussichtliche Therapiecompliance berücksichtigt werden. Patienten mit VHF und Herzklappenerkrankung sind von dieser Empfehlung deswegen ausgenommen, weil sie je nach Art der Klappenerkrankung eine orale Antikoagulation benötigen [12, 26; s. auch Kasten].

Empfehlungen der Leitlinien der European Stroke Organisation (ESO) von 2008 [26]

- Acetylsalicylsäure für Patienten mit nichtvalvulärem VHF unter 65 Jahren ohne vaskuläre Risikofaktoren (Klasse I, Grad A)
- Sofern nicht kontraindiziert, Acetylsalicylsäure oder ein orales Antikoagulans (dosisadaptiert auf eine INR von 2–3) für Patienten mit nichtvalvulärem VHF im Alter von 65–75 Jahren ohne vaskuläre Risikofaktoren (Klasse I, Grad A).
- Sofern nicht kontraindiziert, ein orales Antikoagulans (dosisadaptiert auf eine INR von 2–3) für Patienten mit nichtvalvulärem VHF im Alter über 75 Jahren oder für jüngere Patienten mit Risikofaktoren wie Hypertonie, linksventrikulärer Dysfunktion oder Diabetes mellitus (Klasse I, Grad A).
- Patienten, die keine oralen Antikoagulanzien erhalten können, soll Acetylsalicylsäure angeboten werden (Klasse I, Grad A).
- Patienten mit VHF und künstlichen Herzklappen sollen eine langfristige Antikoagulation mit einer Ziel-INR in Anhängigkeit von Herzklappen-Typ, aber nicht unter 2–3 erhalten (Klasse II, Grad B).

Auf die aktuellen Leitlinien der ESC sei hingewiesen (S. 115 ff.).

Konventionelle orale Antikoagulation mit Vitamin-K-Antagonisten

Die konventionelle orale Antikoagulation mit Vitamin-K-Antagonisten (Phenprocoumon, Warfarin) wird bei gegebener Indikation und fehlender Kontraindikation angewendet. Die vom individuellen Patienten benötigte Phenprocoumon-Dosis wird anhand der Internationalen Normalisierten Ratio (INR) eingestellt. Bei Patienten mit VHF und Schlaganfallrisiko wird in der Regel eine INR von 2–3 angestrebt. Um diesen Zielbereich zu erreichen, werden individuell unterschiedliche Dosierungen benötigt [12].

Vitamin-K-Antagonisten werden seit etwa 50 Jahren als orale Antikoagulanzien angewendet. Wegen des engen „therapeutischen Fensters" zwischen Embolierisiko (bei zu niedriger INR) und Blutungsrisiko (bei zu hoher INR) und der variablen pharmakokinetischen Reaktion der Patienten auf Vitamin-K-Antagonisten muss die INR regelmäßig ermittelt werden, um die Dosierung adaptieren zu können. Die Abstände der INR-Bestimmungen ergeben sich aus dem individuellen Verlauf. Die Zielwert-Einstellung und damit auch die Wirksamkeit und Sicherheit von Vitamin-K-Antagonisten wird von genetischen und Umweltvariablen, wie v. a. der Ernährung, beeinflusst. Dies führt dazu, dass der INR-Wert sogar in kontrollierten Studien im Mittel (mit großen Abweichungen) nur in etwa zwei Drittel der Zeit im therapeutischen Zielbereich liegt, was in der alltäglichen Praxis in der Regel niedriger ist. Der Zeitanteil im therapeutischen Zielbereich wird als Time in Therapeutic Range (TTR) angegeben [2, 15, 93, 94, 122, 128].

Die Nachteile der Vitamin-K-Antagonisten wie erhöhte Blutungsbereitschaft, Notwendigkeit der regelmäßigen INR-Bestimmungen und die vielfältigen Interaktionen mit anderen Medikamenten und der Nahrung mussten lange hingenommen werden, da es im Grunde keine Alternative zu diesen Medikamenten gab. Heute gehören diese Nachteile mit zur Abwägung, wenn es um die Auswahl zwischen Vitamin-K-Antagonisten und neuen oralen Antikoagulanzien geht (Tab. 3.8). Im „Nachteil" der notwendigen Gerinnungskontrolle kann man aber auch einen Vorteil sehen über die Anbindung des Patienten an die ärztliche Fürsorge. Bei Überdosierungen/Blutungen gibt es zudem erprobte Gegenmaßnahmen mit Vitamin-K-Erhöhungen (Nahrungsmittel, spezielle Präparate). Zweifelsohne ist der Hauptvorteil der Vitamin-K-Antagonisten die langfristige Erfahrung mit diesen Medikamenten, weshalb wir ihre Gefahren kennen, aber diese v. a. bei alten Patienten gegenüber dem Nutzen überschätzen [12].

Die genannten Nachteile und Schwierigkeiten in der Handhabung tragen dazu bei, dass Vitamin-K-Antagonisten bei Patienten mit VHF und Schlaganfallrisiko in der Praxis zu selten angewendet und oft zu früh wieder abgesetzt werden (müssen). Dies gilt ganz besonders für ältere Patienten mit hohem Schlaganfallrisiko und entsprechend großem Bedarf für eine antithrombotische Therapie. Die (unten näher vorgestellten) klinischen Studien zu den neuen Antikoagulanzien haben bspw. gezeigt, dass in den Gruppen der Patienten mit einem $CHADS_2$-Score von mehr als 2 oder 3 zwischen 40 und 60 % der Patienten Vitamin-K-naiv waren, obwohl sie nach den vorliegenden Leitlinien eine klare und eindeutige Indikation zur Antikoagulation hatten.

Tab. 3.8 Nachteile der oralen Antikoagulanzien mit Vitamin-K-Antagonisten (u. a. [12, 25, 65, 85, 115]).

Schwer vorhersehbare individuelle Pharmakokinetik, die durch Genvarianten (v. a. beim Cytochrom-P450–2C9- und Vitamin-K-Epoxid-Reduktase-Complex-1-Gen) beeinflusst wird	Regelmäßige INR-Kontrollen notwendig
Enges therapeutisches Fenster, doch INR-Werte zwischen den Kontrollen nur in etwa zwei Drittel der Zeit im therapeutischen Bereich	Wirksamkeit und Sicherheit gefährdet
Interaktionen mit Nahrungsmitteln: Wirksamkeit durch bestimmte Gemüsearten beeinflusst	Diätetische Einschränkungen
Interaktionen mit anderen Arzneimitteln durch Induktion oder Inhibition von P450-Isoenzymen	Wirksamkeit und Sicherheit gefährdet
Lange Halbwertzeit, Auswirkungen von Dosisänderungen erst nach Tagen	Nachteil bei Blutung oder notwendigen Operationen
Begleiterkrankungen beeinflussen Wirksamkeit	Wirksamkeit und Sicherheit gefährdet

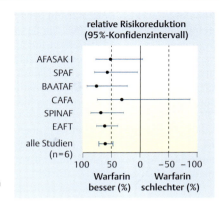

Abb. 3.4 Vergleich zwischen Warfarin in individuell adaptierter Dosis und Placebo (Metaanalyse von 6 randomisierten Studien) zur Schlaganfallprävention von Patienten mit VHF: Risikoreduktion durch Warfarin um 64 % [45].

Unter den Versuchen, etwas gegen Nachteile der Vitamin-K-Antagonisten zu unternehmen, hatte die INR-Selbsttestung der Patienten zu Hause trotz einer gering besseren INR-Einstellung (TTR 66 % vs. 62 %) keinen klinisch relevanten Nutzen [83]. Dagegen ergab die Gentypisierung auf pharmakokinetische Genvarianten eine signifikant geringere Hospitalisierungs- sowie Blutungs- und Thrombembolie-Rate gegenüber einer historischen Kontrollgruppe. Der Nachteil ist, dass die Ergebnisse der Genotypisierung erst nach 11 bis 60 Tagen (Medianwert 32 Tage) zur Verfügung standen [25].

Die häufige Unterversorgung mit Vitamin-K-Antagonisten ist bedauerlich, da die herkömmliche antithrombotische Standardtherapie von Patienten mit VHF und Schlaganfallrisiko in ihrer **Wirksamkeit** unter Studienbedingungen eindeutig belegt ist. In Metaanalysen wurde die Überlegenheit von Vitamin-K-Antagonisten (Warfarin) in der Verhinderung von Schlaganfällen sowohl gegenüber Placebo (Abb. 3.4) als auch gegenüber Acetylsalicylsäure eindeutig nachgewiesen [35, 45, 85, 115, 122].

In der Metaanalyse von Hart et al. [45] ergab sich auf der Basis von 6 randomisierten Studien mit 2900 Patienten mit VHF ein um 64 % (95 %-Konfidenzintervall [KI] 59–74 %) geringeres Risiko für Schlaganfälle (ischämische und hämorrhagische) unter Warfarin im Vergleich zu Placebo oder unbehandelten Kontrollen (Abb. 3.4). Die Metaanalyse ließ auch erkennen, dass Schlaganfälle bei den Patienten unter Warfarin oft dann auftraten, wenn sie ihre Therapie nicht anwendeten oder nicht im therapeutischen INR-Zielbereich waren. Die Gesamtmortalität in der Verumgruppe war gegenüber der Placebo- bzw. unbehandelten Gruppe um 26 % geringer [12, 45].

Der direkte Vergleich zwischen Warfarin und Acetylsalicylsäure in der Metaanalyse von Hart et al. [45] ergab ebenfalls eine eindeutige Überlegenheit des Vitamin-K-Antagonisten bei der Prävention von Schlaganfall und anderen Thrombembolien. Auf der Basis von 9 Studien senkte Warfarin das Schlaganfallrisiko von Patienten mit VHF um 39% stärker als Acetylsalicylsäure. In der ACTIVE-W-Studie (Atrial fibrillation Clopidogrel Trial with Irbesartan for prevention of Vascular Events – Warfarin arm; [14]) war Warfarin in dieser Indikation auch der Kombination aus Clopidogrel plus Acetylsalicylsäure überlegen und senkte ihr gegenüber das Schlaganfallrisiko um 40% (95%-KI 18–56%). In der AVERROES-Studie [18] war Apixaban der Acetylsalicylsäure gegenüber signifikant überlegen bei gleicher Blutungsrate. Hierbei ist auch zu beachten, dass trotz der oben erwähnten Leitlinien-Empfehlung ein echter Beweis der Wirksamkeit von Acetylsalicylsäure bei Patienten mit niedrigem Risiko eines VHF aussteht.

Das wesentliche Risiko der antithrombotischen Therapie mit Vitamin-K-Antagonisten ist das Blutungsrisiko. Allgemein wurde eine jährliche Rate intrakranieller Blutungen von 1–2% angegeben, die jedoch in den entsprechenden Therapiearmen neuerer Studien (z. B. RE-LY und ROCKET, s. unten) unter 1% lag. Allerdings dürfte die Blutungsrate unter Alltagsbedingungen generell etwas höher als in kontrollierten Studien liegen. Das Blutungsrisiko der Patienten hängt (wie in Abs. 3.3 erläutert) von zahlreichen Faktoren ab, die zur Abschätzung dieses Risikos herangezogen werden können. Da die Risikofaktoren für einen Schlaganfall und eine Blutung bei Patienten mit VHF eine große Schnittmenge haben, ist es nicht verwunderlich, dass das Blutungs- mit dem Schlaganfallrisiko steigt. Als Hauptrisikofaktor für eine Blutung kann nach Hylek et al. [53] ein Alter über 80 Jahren gelten. Als weitere Risikofaktoren für einen Therapieabbruch, in der Regel wegen Blutung, wurden in dieser Studie die Anfangsphase (erste 90 Tage bis erstes Jahr) der Vitamin-K-Antagonisten-Therapie und ein INR >4 identifiziert. Neben den in Tab. 3.6 (S. 40) genannten Risikofaktoren für Blutungen bei Patienten mit VHF sind spezielle therapiebezogene Risiken, wie pharmakogenetische Faktoren, Multimedikation (≥3 Medikamente), relative Kontraindikationen sowie frühere Probleme (inkl. Therapiecompliance) mit antithrombotischer oder sonstiger antikoagulatorischer Therapie zu beachten [12, 49, 53, 85].

Von der Bewertung des Blutungsrisikos vor Beginn einer oralen Antikoagulation in Tab. 3.6 unterscheidet sich die Aufstellung der Blutungsrisikofaktoren in Tab. 3.9 dadurch, dass sie aus 9 Studien unter Vitamin-K-Antagonisten-Therapie ermittelt wurden. Die hier genannten Faktoren können auch zur spezifischen Risikoeinschätzung vor einer oralen Antikoagulation bei Patienten mit VHF nützlich sein. Zahlreiche weitere Faktoren, wie etwa hoher Alkoholkonsum, Leber- und Niereninsuffizienz, Inkontinenz und Gangstörungen, sind bei der klinischen Beurteilung des Blutungsrisikos zu beachten [49, 65]. In der Praxis stellen die vorgeschriebene Einnahmedosis und die Umset-

Tab. 3.9 Risikofaktoren für Blutungen bei Patienten unter Therapie mit Vitamin-K-Antagonisten [49, 65].

- Höheres Lebensalter*
- Weibliches Geschlecht
- Diabetes mellitus
- Schlecht eingestellte arterielle Hypertonie
- Multimedikation (≥ 3 Medikamente)*
- Myokardinfarkt in der Anamnese, koronare Herzerkrankung*
- Zerebrovaskuläre Erkrankung
- Thrombembolie in der Anamnese
- Frühere Blutung(en)*
- Schwankende INR-Werte*

*eher eindeutige Studienlage

zung durch den Patienten kein seltenes Problem für den betreuenden Hausarzt / Facharzt, die Angehörigen und den (in der Regel älteren) Patienten dar. Hier ist es für den betreuenden Arzt erforderlich, mit den Patienten (und oft auch den Angehörigen) intensive Beratungsgespräche zu führen.

Bei Patienten mit VHF und Schlaganfallrisiko wird die orale Antikoagulation in der Regel als lebenslang notwendige antithrombotische Therapie / Prophylaxe betrachtet. Gibt es aber Patienten, bei denen ein **Absetzen** dieser Therapie gerechtfertigt erscheint, weil ihr Risiko sich (zumindest zeitweilig) stark verringert hat? Nach erfolgreicher Kardioversion oder Ablation mit lange anhaltendem Sinusrhythmus, nachgewiesen durch multiple Langzeit-EKGs, kann im Einzelfall geprüft werden, ob die orale Antikoagulation noch benötigt wird oder unterbrochen werden kann. Da die Datenlage hierzu bisher unzureichend ist, sollte diese Entscheidung äußerst sorgfältig abgewogen werden, wobei im Zweifelsfall einer Fortführung der Therapie der Vorzug gegeben werden sollte. Das Absetzen bzw. eine Unterbrechung der Therapie wird somit nur eine sehr kleine Gruppe von Patienten betreffen. Weit häufiger wird die orale Antikoagulation aus anderen Gründen (mangelnde Therapiecompliance, Kontraindikationen, Blutungsereignis) beendet, obwohl sie noch benötigt würde [61].

Für die Praxis:
- Nach den ESC-Leitlinien sollen Patienten mit einem CHA_2DS_2-VASc-Score ≥ 2 eine orale Antikoagulation erhalten. Bei einem Score von 1 wird die orale Antikoagulation als bevorzugte Variante gegenüber Acetylsalicylsäure empfohlen. (Die Aktualisierung der ESC-Leitlinie von 2012 empfiehlt, nur noch die orale Antikoagulation bei einem Score von 1 zu erwägen; s. S. 116).
- Acetylsalicylsäure hat in dieser Indikation keine Bedeutung mehr.
- Vitamin-K-Antagonisten sind die traditionelle Form der oralen Antikoagulation. Ihre schlaganfallpräventive Wirksamkeit ist gut belegt. Wegen des engen „therapeutischen Fensters" zwischen Emboliersiko (bei zu niedriger INR) und Blutungsrisiko (bei zu hoher INR) und der variablen pharmakokinetischen Reaktion der Patienten muss die INR

regelmäßig bestimmt werden. Aber sogar in kontrollierten Studien befinden sich die Patienten zwischen den Kontrollen nur in etwa zwei Drittel der Zeit im therapeutischen INR-Zielbereich.
- Die schwierige Anwendung trägt dazu bei, dass Vitamin-K-Antagonisten bei Patienten mit VHF und Schlaganfallrisiko zu selten angewendet und oft zu früh wieder abgesetzt werden (müssen).

Spezielle Patientengruppen und Spezialsituationen

Bei einer Reihe von speziellen Patientengruppen mit AF und in einigen Spezialsituationen ist die antithrombotische Therapie komplizierter als im klinischen „Normalfall". Diese Sonderfälle werden hier kurz angesprochen. Oft wird nur eine maßgeschneiderte Individuallösung möglich sein, die vorliegende Evidenz gibt jedoch Hinweise dazu.

Manche „Sonderfälle" sind gar nicht so selten: Etwa 75 % der Patienten mit VHF haben eine Indikation für eine dauerhafte orale Antikoagulation und etwa ein Viertel dieser Patienten hat gleichzeitig eine koronare Herzerkrankung. Patienten mit **stabiler koronarer Herzerkrankung** (ohne akutes ischämisches Ereignis bzw. ohne perkutane koronare Intervention [PCI] im zurückliegenden Jahr) oder mit **stabiler peripherer arterieller Verschlusskrankheit** sollen ähnlich wie andere Patienten mit VHF beurteilt werden. Die Zugabe von Acetylsalicylsäure zur oralen Antikoagulation reduziert das Risiko von Schlaganfällen oder Myokardinfarkten nicht weiter, erhöht aber das Blutungsrisiko [5, 12, 33, 61, 71, 79, 114].

Bei Patienten mit VHF und **akutem Koronarsyndrom (ACS)** mit oder ohne PCI (bei einer PCI in der Regel mit Stentimplantation) müssen neben dem Schlaganfall- und Blutungsrisiko zusätzlich das Risiko einer rezidivierenden kardialen Ischämie sowie gegebenenfalls das Risiko einer Stentthrombose bedacht werden. Patienten mit VHF und **instabiler Angina** oder Nicht-ST-Streckenhebungsinfarkt **(NSTEMI),** die als Patienten mit **NSTE-ACS** (ACS ohne ST-Streckenhebung) zusammengefasst werden, erhalten in der Akutphase eine duale antithrombozytäre Therapie, in der Regel aus Clopidogrel (neu auch Ticagrelor oder Prasugrel) und Acetylsalicylsäure. Bei Patienten mit VHF und Schlaganfallrisiko sollte daneben die orale Antikoagulation beibehalten werden. In der Akutphase eines ACS werden oft auch unfraktioniertes oder niedermolekulares Heparin, Bivalirudin und/oder ein Glykoprotein-IIb/IIIa-Inhibitor angewendet. Wegen des hohen Blutungsrisikos erscheint es in diesem Fall sinnvoll, die orale Antikoagulation kurzfristig zu unterbrechen und Bivalirudin oder den Glykoprotein-IIb/IIIa-Inhibitor erst ab einem INR ≤2 anzuwenden [12, 61, 79].

Patienten mit **Stentimplantation** – dies gilt für das Stenting der Koronarien wie auch der Karotiden – benötigen eine duale antithrombozytäre Therapie (Clopidogrel 75 mg/d, Acetylsalicylsäure 75–100 mg/d plus Gastroprotektion), die jedoch zur Schlaganfallprävention bei VHF weniger wirksam als eine orale Antikoagulation allein ist [14]. Auf der anderen Seite ist die orale Antikoagulation, auch in Kombination entweder mit Acetylsalicylsäure oder mit Clopidogrel allein, zur Prävention einer Stentthrombose oder eines Myokardinfarkts unzureichend [56, 79, 87, 105, 107]. Patienten mit VHF unter 65 Jahren und einem $CHADS_2$-Score von 0 können eine elektive PCI mit Stentimplantation nach dem Routineverfahren (also mit dualer antithrombozytärer Therapie) erhalten. Bei Patienten mit VHF, Schlaganfallrisiko, ACS und Stentimplantation ist eine Dreifachtherapie aus dualer antithrombozytärer Therapie und oraler Antikoagulation nicht zu vermeiden. Da dies eine Therapie mit hohem Blutungsrisiko ist, soll sie so kurz wie notwendig erfolgen (s. unten). Um ihre Dauer nicht zu verlängern, sollen Patienten mit hohem Blutungsrisiko möglichst keine Medikamenten-freisetzende Stents (drug eluting stents, DES) erhalten, bei denen eine längere Phase der dualen antithrombozytären Therapie erforderlich ist [108]. DES sollen nur in Situationen angewendet werden, wie bei besonders langen Gefäßläsionen, Stenosen in kleinen Gefäßen oder Patienten mit Diabetes mellitus, in denen gegenüber reinen Metallstents (bare metal stents, BMS) ein deutlicher Nutzen zu erwarten ist. Ansonsten sollen BMS vorgezogen werden, bei denen eine kürzere Dauer der dualen antithrombozytären Therapie (und damit der Dreifachtherapie) ausreicht. Bei Patienten mit besonders hohem Blutungsrisiko könnte auch eine Therapie mit oraler Antikoagulation plus lediglich Clopidogrel erwogen werden [87]. Eine solche Therapie mit oraler Antikoagulation und einem antithrombozytären Wirkstoff (entweder Clopidogrel oder Acetylsalicylsäure) soll auch nach der Dreifachtherapie als langfristige antithrombotische Therapie eingesetzt werden. Für die Dauer der Dreifachtherapie kann gelten: Nach einer **elektiven PCI** mit Implantation eines **BMS** bei Patienten mit stabiler koronarer Herzerkrankung kann die Dreifachtherapie auf 4 Wochen begrenzt werden und wird dann mit oraler Antikoagulation plus Clopidogrel oder Acetylsalicylsäure (je nach Thromboserisiko) über 12 Monate fortgesetzt. Nach Implantation eines **DES** mit Sirolimus-, Everolimus- oder Tacrolimus-Abgabe wird die Dreifachtherapie 3 Monate lang, nach Implantation eines DES mit Paclitaxel-Abgabe 6 Monate lang eingehalten, gefolgt von derselben Zweiertherapie wie bei BMS. Die Dosierung der oralen Antikoagulation in Kombination mit einem oder 2 antithrombozytären Wirkstoffen soll auf eine INR von 2–2,5 eingestellt werden. Das Blutungsrisiko der Patienten wird in die Überlegungen einbezogen (Tab. **3.10**) [12, 61, 79]. Ähnliches gilt auch für Stents der Carotis interna, wobei von neurologischer Seite besonders bei symptomatischen Patienten darauf gedrängt wird, BMS zu wählen, um die Zeit der additiven doppelten Plättchenhemmung so kurz wie möglich zu halten.

Patienten mit VHF und einem ST-Streckenhebungsinfarkt (**STEMI**) und **primärer PCI** sind (da in den meisten Fällen eine Stentimplantation erfolgt) ebenfalls Kandidaten für eine Dreifachtherapie, die 3–6 Monate lang, bei ausgewählten Patienten mit geringem Blutungsrisiko auch länger beibehalten wird. Im Anschluss erfolgt die genannte Zweiertherapie mit oraler Antikoagulation plus Clopidogrel oder Acetylsalicylsäure für bis zu 12 Monate. Im Rahmen der primären PCI wird oft ein Glykoprotein-IIb/IIIa-Inhibitor (alternativ auch Heparin oder Bivalirudin) angewendet, wobei die INR idealerweise ≤2 liegen sollte, was evtl. durch Unterbrechung der oralen Antikoagulation erreicht wird. Auch bei der primären PCI von Patienten mit VHF sollen DES nur in den o.g. Situationen mit größtem Nutzen implantiert werden (Tab. 3.10) [12, 61].

Im Kontext des ACS ist die Beurteilung des Blutungsrisikos entscheidend. Der HAS-BLED-Score (Tab. 3.7, S. 40) kann auch hier als Orientierung dienen. Sowohl das Risiko für eine größere Blutung als auch für eine Thrombembolie ist bei Patienten mit ACS erhöht. Spezifische Risikofaktoren für Blutungen bei

Tab. 3.10 Antikoagulation bei Patienten mit VHF nach Stentimpantation je nach Blutungsrisiko, klinischer Situation und Stentart (nach [12, 61, 72]).

Blutungsrisiko	Klinische Situation	Stentart	Empfehlungen zur Antikoagulation
Niedrig bis mittel z. B. HAS-BLED-Score 0–2	Elektiv	BMS	1 Monat Dreifachtherapie Lebenslang OAK (INR 2–3)
	Elektiv	DES	3 Monate (Sirolimus, Everolimus, Tacrolimus) bis 6 Monate (Paclitaxel) Dreifachtherapie Bis zu 12 Monate: OAK (INR 2–2,5) + Clopidogrel (75 mg/d) oder ASS (100 mg/d)
	ACS	BMS oder DES	6 Monate Dreifachtherapie Bis zu 12 Monate: OAK (INR 2–2,5) + Clopidogrel (75 mg/d) oder ASS (100 mg/d) Lebenslang OAK (INR 2–3)
Hoch z. B. HAS-BLED-Score ≥ 3	Elektiv	BMS	2–4 Wochen Dreifachtherapie Lebenslang OAK (INR 2–3)
	ACS	BMS	1 Monat Dreifachtherapie Bis zu 12 Monate: OAK (INR 2–2,5) + Clopidogrel (75 mg/d) oder ASS (100 mg/d) Lebenslang OAK (INR 2–3)

ACS = akutes Koronarsyndrom, ASS = Acetylsalicylsäure, BMS = Bare Metal Stent, DES = Drug Eluting Stent, INR = International Normalized Ratio, OAK = orale Antikoagulation

Patienten, die eine PCI erhalten, sind die Dreifachtherapie, die Anwendung eines Glykoprotein-IIb/IIIa-Inhibitors, eine Hauptstamm- oder Dreigefäß-Erkrankung, ein Lebensalter > 75 Jahren, weibliches Geschlecht, Rauchen, eine chronische Nierenerkrankung und ein hoher INR-Wert [23, 58, 77, 81, 82, 91, 96, 99, 100]. Bei größeren Blutungen muss die antithrombotische Therapie schnell unterbrochen werden, bei kleineren Blutungen sollte dies nicht reflexartig geschehen [79].

Zu den klinischen Spezialsituationen gehört auch die antithrombotische Therapie bei einem Patienten mit VHF, der einen **akuten Schlaganfall** erlitten hat. Dabei sind 2 Fälle zu unterscheiden: 1. der Patient hatte noch keine Antikoagulation oder 2. er hat den Schlaganfall unter Antikoagulation erlitten. Im ersten Fall ist zwar zu beachten, dass im Laufe der ersten 2 Wochen nach einem kardioembolischen Schlaganfall ein besonders hohes Rezidivrisiko durch eine weitere Thrombembolie besteht. Doch eine Antikoagulation in der Akutphase könnte eine intrakranielle Blutung oder eine hämorrhagische Transformation des Hirninfarkts bewirken. Daher wird zunächst der Blutdruck reguliert und eine intrazerebrale Blutung mittels MRT als Schlaganfallursache ausgeschlossen, bevor etwa 2 Wochen nach dem akuten Ereignis eine Antikoagulation begonnen wird [12]. Da es zu dieser Vorgehensweise noch keine gesicherten Daten gibt, werden unterschiedliche Vorgehensweisen vorgeschlagen (z. B. Standardtherapie mit Acetylsalicylsäure für 10–14 Tage mit weiterer Therapieauswahl je nach zerebraler Läsion und damit verbundener Blutungsgefahr oder bei leichtem bis mittelschwerem Schlaganfall Beginn der oralen Antikoagulation bereits nach 3–5 Tagen).

Im zweiten Fall (bei einem Schlaganfall unter Antikoagulation) entscheidet die Differenzialdiagnose zwischen ischämischem und hämorrhagischem Schlaganfall über das weitere Vorgehen. Bei hämorrhagischem Schlaganfall wird die Antikoagulation unterbrochen, bei ischämischem Schlaganfall möglichst bald fortgesetzt, wobei auch hier das Risiko der hämorrhagischen Transformation besteht. Bei einem Patienten mit VHF und einer akuten **TIA** sollte eine orale Antikoagulation begonnen werden, sobald ein Hirninfarkt oder eine Hirnblutung ausgeschlossen wurde [12]. Völlig ungeklärt ist im Übrigen die Frage, ob und wann nach einer Hirnblutung bei dringlicher Indikation zur Antikoagulation diese wieder begonnen werden soll. Die Leitlinien der European Stroke Organisation (ESO) raten von der Wiederaufnahme einer Antikoagulation ab [26].

Eine besondere Situation ist auch die **Kardioversion** von Patienten mit VHF, die in Abs. 4.1 näher erläutert wird. Hier geht es nur darum, was bez. der antithrombotischen Therapie im Umfeld einer Kardioversion zu beachten ist. Nach einer Kardioversion besteht ein erhöhtes Thrombembolie-Risiko: Zum einen kann es sein, dass die Kardioversion erst nach einigen Wochen voll wirksam wird, während das Vorhofmyokard zunächst noch dysfunktional bleibt und die thrombogene Situation weiter bestehen. Zum anderen ist die Gefahr groß, dass vorhandene Thromben nach Rückkehr zum Sinusrhythmus durch verstärkte Kontraktionen ausgeschwemmt werden. Außerdem kann es passieren, dass das VHF nach einer zunächst erfolgreichen Kardioversion unbemerkt (asymptomatisch) zurückkehrt [12, 68].

Daher wird auch Patienten mit geringem Schlaganfallrisiko empfohlen, nach einer Kardioversion mindestens 4 Wochen lang eine orale Antikoagulation anzuwenden. Vor der Kardioversion sollte der INR mindestens 3 Wochen lang im therapeutischen Bereich von 2–3 gelegen haben, der erst nach mehreren Tagen der Einnahme erreicht wird. Bei früher erforderlicher Kardioversion kann zusätzlich eine Dauerinfusion mit Heparin angewendet werden. Eine sofortige Kardioversion kann z. B. bei hämodynamisch instabilen Patienten (mit Myokardinfarkt, Schock oder Lungenödem) erforderlich sein. Nach der Kardioversion wird dann eine orale Antikoagulation begonnen und Heparin noch so lange angewendet, bis eine INR von 2–3 erreicht ist. Die Dauer der Antikoagulation (4 Wochen oder lebenslang) hängt vom Schlaganfallrisiko ab. Neue orale Antikoagulanzien mit schnellem Wirkungseintritt innerhalb von Stunden erleichtern den Thrombembolie-Schutz im Rahmen einer Kardioversion [12, 68].

Die dargestellte Antikoagulationsempfehlung gilt für die Kardioversion bei einem VHF, das seit über 48 Stunden besteht oder dessen Dauer unbekannt ist. Ist definitiv klar, dass das VHF vor weniger als 48 Stunden begann, kann die Kardioversion auch unverzüglich unter i. v. unfraktioniertem oder s. c. niedermolekularem Heparin erfolgen. (Die Leitlinien halten an dieser traditionellen Grenze von 48 Stunden fest, obwohl dies nur unzureichend durch Daten unterstützt wird.) Danach wird bei mittlerem oder hohem Schlaganfallrisiko eine orale Antikoagulation begonnen, die zunächst unabhängig vom Ergebnis der Kardioversion beibehalten, deren Indikation bei anhaltendem Sinusrhythmus aber später überprüft werden soll. Heparin wird so lange angewendet, bis mit oraler Antikoagulation eine INR von 2–3 erreicht ist [12].

Mithilfe der **transösophagealen Echokardiografie** (TOE oder TEE) lässt sich die 3-wöchige Antikoagulation vor einer Kardioversion gegebenenfalls verkürzen. Die Untersuchung ist dann nützlich, wenn eine dringende Kardioversion indiziert oder das Blutungsrisiko des Patienten sehr hoch ist. Wenn bei der TOE/TEE kein Thrombus im linken Vorhof und im linken Vorhofohr nachgewiesen wird, kann die Kardioversion sofort unter alleiniger Heparin-Antikoagulation erfolgen. Wird dagegen ein Thrombus im linken Vorhof oder im linken Vorhofohr nachgewiesen, muss der Patient zuvor eine effektive orale Antikoagulation über mindestens 3 Wochen erhalten. Ist der Thrombus danach bei der TOE nicht mehr vorhanden, wird die Kardioversion durchgeführt

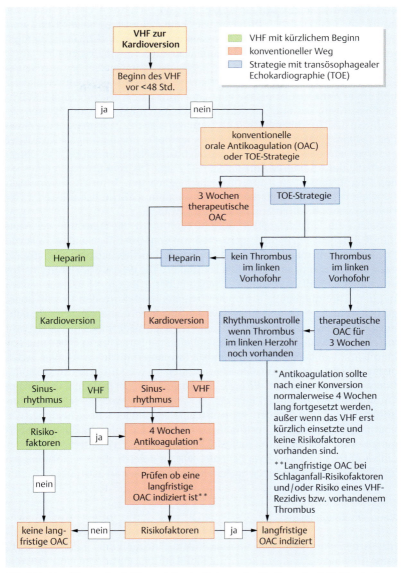

Abb. **3.5** Algorithmus der Antikoagulation im Rahmen der Kardioversion inkl. Einsatz der transösophagealen Echokardiografie (TOE) [12].

und eine lebenslange orale Antikoagulation angeschlossen. Ist der Thrombus immer noch vorhanden, sollte wegen des hohen Thrombembolie-Risikos statt einer Kardioversion eher eine Frequenzsenkung erfolgen. Abb. 3.5 fasst den Algorithmus der Antikoagulation im Rahmen der Kardioversion zusammen [12].

Ein wichtiges Praxisthema, das im gegebenen Rahmen aber nur angedeutet werden kann, ist die Überbrückungstherapie **(Bridging)** bei Patienten mit VHF und oraler Antikoagulation, die einen operativen oder interventionellen Eingriff benötigen. Das Bridging wird grundsätzlich durch 2 große Faktoren beeinflusst, das Thrombembolie- und Blutungsrisiko des Patienten auf der einen und das vom Eingriff ausgehende Thrombembolie- und Blutungsrisiko auf der anderen Seite. Sollte bei einer unaufschiebbaren Notfalloperation eine Unterbrechung der Vitamin-K-Antagonisten-Therapie bis zum Erreichen eines für den Eingriff optimalen INR nicht mehr möglich sein, kann die Gerinnungsfähigkeit des Blutes durch die Gabe von Vitamin K allmählich und/oder Gerinnungsfaktoren kurzfristig normalisiert werden.

Sofern ein Eingriff geplant werden kann, wird die Einnahme des Vitamin-K-Antagonisten in der Regel im Fall von Warfarin 5 Tage und im Falle von Phenprocoumon mehr als 1 Woche zuvor unterbrochen und die INR erstmalig nach 3 Tagen und dann regelmäßig kontrolliert. Die wegen des Blutungsrisikos durch den Eingriff notwendige Absenkung der INR (z. B. < 1,5) muss jedoch mit dem Thrombembolie-Risiko des Patienten und durch den Eingriff abgeglichen werden. Periinterventionell wird in aller Regel eine zusätzliche Thrombembolie-Prophylaxe durch unfraktioniertes oder niedermolekulares Heparin angewendet, wenn die orale Antikoagulation bei Patienten mit VHF und hohem Thrombembolie-Risiko länger als 2 Tage unterbrochen wird. Wenn nach dem Eingriff die Blutungsgefahr überwunden ist, wird die orale Antikoagulation wieder angesetzt. Ob die orale Antikoagulation bei Patienten mit hohem Thrombembolie-Risiko bei bez. des Blutungsrisikos weniger riskanten Eingriffen beibehalten werden kann, ist eine individuelle Entscheidung, wie überhaupt das Bridging (auch mangels Studien) oft auf individueller Abwägung beruht. Eine PCI kann meistens schon nach kurzer Unterbrechung der oralen Antikoagulation, etwa bei einer INR im Bereich von 2, unternommen werden (zu notwendigen Nachbehandlung, siehe oben) [12, 61, 79].

Neue Antikoagulanzien

Inzwischen sind neben den Vitamin-K-Antagonisten neue orale, kurz wirksame Antikoagulanzien zur Schlaganfallprävention bei Patienten mit VHF verfügbar. Sie beanspruchen grundsätzlich die gleiche Indikation wie Vitamin-K-Antagonisten, wobei die gegenwärtige Studienlage Nuancen der Indikation zulässt, die sich allerdings durch immer neue Studienergebnisse kontinuierlich verändern. Zu den neuen Substanzen zählen die **Thrombininhibitoren** Dabigatranetexilat (kurz: Dabigatran) und AZD0837 sowie die selektiven **Faktor-Xa-Inhibitoren** Rivaroxaban, Apixaban, Edoxaban, Betrixaban und YM150. Abgeschlossene große klinische Studien zur Wirksamkeit und Sicherheit in der Schlaganfallprävention bei Patienten mit VHF liegen derzeit für Dabigatran, Rivaroxaban und Apixaban vor. Zugelassen zur Prävention von Schlaganfällen und systemischen Embolien bei erwachsenen Patienten mit nichtvalvulär bedingtem Vorhofflimmern sind derzeit (10/2012) lediglich Dabigatran und Rivaroxaban, zu erwarten ist die Zulassung von Apixaban.

Die neuen oralen Antikoagulanzien wurden in etwas unterschiedlich umfänglichen Entwicklungsprogrammen nicht nur bei Patienten mit VHF zur Schlaganfallprävention, sondern auch zur perioperativen Thromboseprophylaxe nach elektiven Knie- und Hüft-TEP-Operationen, zur Behandlung einer tiefen Venenthrombose (TVT) und einer Lungenembolie (LE), zur Prophylaxe von rezidivierenden TVT und LE nach einer TVT sowie zur Sekundärprophylaxe bei Patienten nach einem akuten Koronarsyndrom untersucht.

Die neuen oralen Wirkstoffe, die in fixer Tagesdosis angewendet werden und keine regelmäßigen Kontrollen der Gerinnungsparameter benötigen, können die antithrombotische Therapie von Patienten mit VHF erleichtern. Sie sind in umfangreichen randomisierten klinischen Studien im direkten Vergleich bez. Wirksamkeit und Sicherheit gegenüber Vitamin-K-Antagonisten untersucht worden.

Vitamin-K-Antagonisten blockieren die Synthese der Vitamin-K-abhängigen inaktiven Gerinnungsfaktoren II, VII, IX, und X. Die neuen oralen Substanzen hemmen dagegen gezielt einen bestimmten Faktor der Gerinnungskaskade. Dabigatran inhibiert Thrombin (F IIa), das die Bildung von Fibrin aus Fibrinogen bewirkt. Rivaroxaban und Apixaban hemmen den aktivierten Faktor X (Faktor Xa), der im Zentrum der Gerinnungskaskade steht und – zusammen mit Faktor V, Ca^{2+} und Phospholipiden – wesentlich für die Generierung von Thrombin aus Prothrombin ist. Thrombininhibitoren (z. B. Bivalirudin, Argatroban) und Faktor-Xa-Inhibitoren (z. B. Fondaparinux) waren zuvor nur zur parenteralen Anwendung verfügbar. Die Wirkorte der neuen oralen Antikoagulanzien zeigt Abb. **3.6** [85, 115].

Ein grundsätzlicher Unterschied zwischen den neuen oralen Antikoagulanzien und Vitamin-K-Antagonisten ist die **kürzere Halbwertszeit** der neuen Substanzen. Sie erlaubt eine schnellere Reaktion bei unerwünschten Wirkungen und notwendigen Eingriffen (Bridging). Sie erfordert allerdings auch eine regelmäßige Einnahme [65].

Bei den neuen oralen Antikoagulanzien ist ein **Monitoring der Wirkung** nicht mehr regelmäßig, sondern nur noch in Ausnahmesituationen notwen-

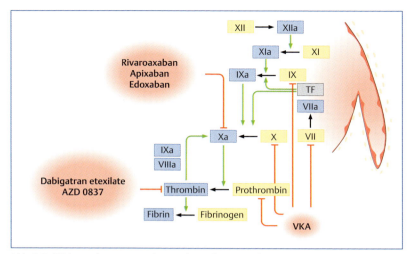

Abb. 3.6 Wirkorte der neuen oralen Antikoagulanzien: Faktor-Xa-Inhibitoren und Thrombininhibitoren.

dig. Solche Ausnahmesituationen können auftreten, wenn ein Patient unter der Therapie einen Schlaganfall oder einen anderen Notfall erleidet. Zur Beurteilung der hämostaseologischen Wirkung direkter Faktor-Xa-Inhibitoren gibt es mehrere Möglichkeiten: Die Prothrombinzeit (PT) wird von Rivaroxaban bei Verwendung von Neoplastin als Reagenz dosisabhängig und in enger Korrelation zur Plasmakonzentration beeinflusst. Weiter besteht die Möglichkeit zur Bestimmung der Anti-Xa-Aktivität mittels Kalibrierungsstandards. Die Anti-Xa-Aktivität wird ebenfalls dosisabhängig beeinflusst.

Der Thrombininhibitor Dabigatran erhöht die Ecarin-Gerinnungszeit (ECT, Ecarin Clotting Time), die zum Monitoring der Antikoagulationswirkung verwendet werden kann. Im klinischen Alltag sind auch die Bestimmung der Thrombinzeit (TZ) und der partiellen Prothrombinzeit möglich und zeitnah verfügbar.

Während die Notwendigkeit zur regelmäßigen Kontrolluntersuchung die Therapieadhärenz (Compliance) bei Vitamin-K-Antagonisten gefördert hat, entfällt dieser Effekt bei den neuen Substanzen. Andererseits hat das regelmäßige INR-Monitoring bei der Therapie mit einem Vitamin-K-Antagonisten wahrscheinlich viele Patienten von der oralen Antikoagulation abgehalten, weil es nicht verfügbar war oder weil sie es (auch aus gesundheitlichen Gründen) nicht wahrnehmen konnten [65].

Grundsätzlich gilt, dass die Kombination einer antithrombozytären Substanz mit oraler Antikoagulation zu mehr Blutungen, aber nicht zu einer wirk-

Tab. 3.11 Kurze Übersicht zur Pharmakokinetik neuer oraler Antikoagulanzien (nach [72]).

	Rivaroxaban	Apixaban	Dabigatran
Wirkort	Faktor Xa	Faktor Xa	Thrombin
Prodrug	Nein	Nein	Ja
Fixe Dosierung	1 × tägl.	2 × tägl.	2 × tägl.
Halbwertszeit	5–13 h, je nach Alter	12 h	12–17 h
Renale Elimination	35 %	25 %	80 %
Interaktionen	CYP3A4, P-Glykoprotein-Hemmung	CYP3A4, P-Glykoprotein-Hemmung	P-Glykoprotein-Hemmung

sameren Schlaganfallprävention führt. Dies gilt sowohl für die Vitamin-K-Antagonisten als auch für die neuen Antikoagulanzien. Daher wird momentan auch für die neuen oralen Antikoagulanzien empfohlen, den Leitlinien-Empfehlungen zur Kombination von antithrombozytären Wirkstoffen und Vitamin-K-Antagonisten zu folgen [65].

Tab. 3.11 gibt einen kurzen Überblick über pharmakokinetische Eigenschaften der 3 derzeit am besten untersuchten neuen oralen Antikoagulanzien. Die Bioverfügbarkeit wird bei den einzelnen Substanzen erläutert (s. S. 61, 69 und 59).

Für die Praxis:

- Inzwischen sind neben den Vitamin-K-Antagonisten neue orale, kurz wirksame Antikoagulanzien zur Schlaganfallprävention bei Patienten mit VHF verfügbar.
- Abgeschlossene große klinische Studien zur Wirksamkeit und Sicherheit liegen derzeit für den Thrombininhibitor Dabigatran und die Faktor-Xa-Inhibitoren Rivaroxaban und Apixaban vor.
- Diese oralen Wirkstoffe können in fixer Tagesdosis angewendet werden und benötigen keine regelmäßigen Kontrolluntersuchungen der Gerinnungsparameter.

Was tun, wenn die Medikamenteneinnahme vergessen wurde?

Dabigatran:
Eine vergessene Dosis von Dabigatran kann bis zu 6 Stunden vor der nächsten vorgesehenen Dosis eingenommen werden. Bei weniger als 6 Stunden sollte die vergessene Dosis nicht mehr eingenommen werden [29, 30].

Rivaroxaban:
Wenn eine Einnahme vergessen wurde, sollte der Patient Rivaroxaban sofort einnehmen und am nächsten Tag mit der täglichen Einzeldosis wie empfohlen fortfahren. Es soll keine doppelte Dosis an einem Tag eingenommen werden, um eine vergessene Einnahme nachzuholen [31].

Tab. 3.12 Vergleichsstudien zwischen neuen oralen Antikoagulanzien und Warfarin bzw. Acetylsalicylsäure in der Indikation Schlaganfallprävention bei VHF.

Studie	Substanz	Design
RE-LY (Randomized Evaluation of Long-term anticoagulant therapY with dabigatran etexilate)	Dabigatran-etexilat	Offener Vergleich zwischen Warfarin und Dabigatran, verblindeter Vergleich zweier Dosierungen von Dabigatran
ROCKET AF (Rivaroxaban Once-daily oral direct factor Xa inhibition Compared with vitamin K antagonism for prevention of stroke and Embolism Trial in Atrial Fibrillation)	Rivaroxaban	Doppelblind
AVERROES (Apixaban VERsus acetylsalicylic acid to pRevent strokes)	Apixaban	Doppelblind
ARISTOTLE (Apixaban for the Prevention of Stroke in Subjects With Atrial Fibrillation)	Apixaban	Doppelblind
ENGAGE AF (Effective aNticoaGulation with factor xA next GEneration in Atrial Fibrillation)	Edoxaban	Doppelblind
SPORTIF III (Stroke Prevention Using an Oral Thrombin Inhibitor in Atrial Fibrillation)	Ximelagatran	Offen
SPORTIF V (wie oben)	Ximelagatran	Doppelblind

Die im Folgenden näher vorgestellten **Vergleichsstudien** zwischen neuen oralen Antikoagulanzien und dem Vitamin-K-Antagonisten Warfarin (bzw. Acetylsalicylsäure) sind in Tab. 3.12 zusammengefasst. In diesen Studien wurde eine mehr oder weniger ausgeprägte Hochrisikopopulation mit einem beträchtlichen Anteil von Patienten mit VHF und hohem Schlaganfallrisiko (hohem $CHADS_2$-Score), hohem Risiko für schwere Blutungen (durch hohes Lebensalter, arterielle Hypertonie, frühere kardiovaskuläre Ereignisse) und hoher INR-Variabilität (v. a. bei Herzinsuffizienz) untersucht. Der Anteil der Hochrisikopatienten in den einzelnen Studien unterschied sich allerdings beträchtlich (s. dazu Tab. 3.16, S. 71).

Ximelagatran
Der Thrombininhibitor Ximelagatran war das erste neue orale Antikoagulans, das klinisch untersucht wurde. Obwohl die beiden großen Vergleichsstudien zwischen Ximelagatran und Warfarin (SPORTIF III und V) bez. der Wirksamkeit (Schlaganfallprävention) eine Nichtunterlegenheit von Ximelagatran ergaben und die Blutungsrate unter Ximelagatran sogar signifikant geringer war, wurde Ximelagatran wegen Lebertoxizität wieder vom Markt genommen.

In den beiden Studien war bereits ein erhöhter Anteil von Patienten mit Leberenzym-Anstiegen und schweren Leberschäden aufgefallen. In den USA wurde daraufhin die Zulassung verwehrt, aber in mehreren europäischen Ländern erteilt. Nach einer schweren reversiblen Leberschädigung bei einer Studienpatientin wurde Ximelagatran 2006 wieder vom Markt genommen [1, 121].

Dabigatran
Dabigatranetexilat ist ein Prodrug des direkten selektiven Thrombininhibitors Dabigatran. Es hat eine verhältnismäßig konstante orale Bioverfügbarkeit von 6% und wird durch zirkulierende Esterasen in die wirksame Form umgewandelt. Dabigatran wird zu 80% renal ausgeschieden, was bei der Gabe bei niereninsuffizienten Patienten zu beachten ist. Da sich die Nierenfunktion bei älteren Patienten mit der Zeit und bei interkurrenten Erkrankungen verschlechtern kann, ist eine regelmäßige Überprüfung notwendig. Dabigatran muss 2×täglich verabreicht werden, um wirksamkeitsrelevante Blugspiegelschwankungen zu vermeiden [29, 30, 65, 103].

Die Zulassung von Dabigatran zur Prävention von Schlaganfällen und systemischen Embolien bei erwachsenen Patienten mit nichtvalvulär bedingtem Vorhofflimmern (unter bestimmten Voraussetzungen, s. unten) beruht auf der offenen, randomisierten, multizentrischen RE-LY-Studie [15]. Darin wurde Dabigatran in 2 Dosierungen (2×110 mg/d und 2×150 mg/d, verblindet) gegen Warfarin (offenes Design, Ziel-INR 2–3) untersucht. An der Studie nahmen 18113 Patienten mit VHF und mindestens einem weiteren Schlaganfall-Risikofaktor teil. Der durchschnittliche $CHADS_2$-Score der Patienten betrug 2,1 (s. auch Vergleich mit den übrigen Studien in Tab. **3.16**, S. 71). Ziel war der Nachweis der Nichtunterlegenheit von Dabigatran gegenüber dem Vitamin-K-Antagonisten.

Nach einer mittleren Beobachtungszeit von 2 Jahren ergab sich bei den 2 Dabigatran-Dosierungen bez. des primären Wirksamkeitsendpunkts (Kombination aus Schlaganfall und systemischer Thrombembolie) folgendes Ergebnis: Der primäre Endpunkt trat unter Warfarin bei 1,69% der Patienten pro Jahr auf, unter 2×110 mg/d Dabigatran bei 1,53% und unter 2×150 mg/d Dabigatran bei 1,11% pro Jahr. Unter 2×150 mg/d, nicht aber unter 2×110 mg/d, Dabigatran war die Schlaganfall-/Thrombembolie-Rate damit signifikant ($p<0,001$) niedriger als unter Warfarin. Bei 2×110 mg/d ergab sich eine Nichtunterlegenheit von Dabigatran gegenüber Warfarin (Abb. **3.7** und **3.8**).

Die Raten **schwerer Blutungen** waren ähnlich unter Warfarin (3,36% pro Jahr) und unter 2×150 mg/d Dabigatran (3,11% pro Jahr), aber signifikant geringer unter 2×110 mg/d Dabigatran (2,71% pro Jahr) als unter Warfarin ($p=0,003$). Intrakranielle Blutungen bzw. hämorrhagische Schlaganfälle kamen unter beiden Dabigatran-Dosierungen signifikant seltener als unter Warfarin

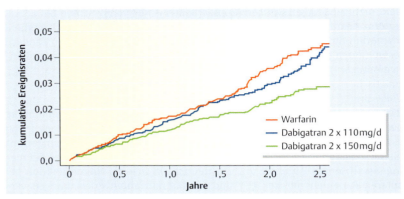

Abb. 3.7 Primärer Endpunkt der Wirksamkeit (Schlaganfall- / Thromboembolie-Raten) unter Dabigatran und Warfarin in der RE-LY-Studie. Nichtunterlegenheit bei 2 × 110 mg/d, Überlegenheit bei 2 × 150 mg/d [15].

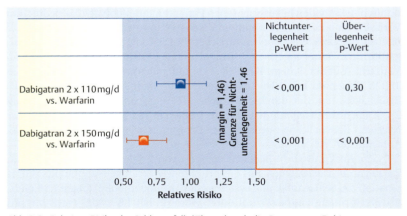

Abb. 3.8 Relatives Risiko der Schlaganfall- / Thrombembolie-Raten unter Dabigatran gegenüber Warfarin [15].

vor (p < 0,05 bzw. p < 0,001). Dagegen wurden gastrointestinale Blutungen unter 2 × 150 mg/d Dabigatran mit 1,51 % jährlich signifikant häufiger als unter Warfarin mit 1,01 % jährlich (p < 0,001) beobachtet.

Klinisch manifeste Myokardinfarkte traten unter Dabigatran 2 × 150 mg/d im ersten Bericht [48] signifikant häufiger auf (+38 %, p < 0,048). In einer erneuten Auswertung [16] war diese Zunahme mit +27 % nicht mehr signifikant (p = 0,12). Dennoch sollte die Anwendung bei Patienten mit erhöhtem Myokardinfarkt-Risiko vorsichtig erfolgen (s. unten). Die Gesamtmortalität war unter der höheren Dabigatran-Dosierung mit 3,6 vs. 4,1% jährlich gegenüber Warfarin geringer, wobei die Signifikanz knapp verfehlt wurde.

Dyspepsie trat unter beiden Dabigatran-Dosierungen bei 11,8 bzw. 11,3% der Patienten häufiger als unter Warfarin (bei 5,8%) auf. Nach den bisherigen praktischen Erfahrungen spricht diese Nebenwirkung aber eine untergeordnete Rolle. Die Abbruchrate unter jeder der beiden Dabigatran-Dosierungen lag bei 21% in 2 Jahren gegenüber 17% unter Warfarin. Der Anteil der Patienten mit Leberenzym-Anstieg unterschied sich in den drei Therapiegruppen nicht signifikant.

Nach diesen Ergebnissen erhielt Dabigatran 2×110 mg/d und 2×150 mg/d im September 2011 die europäische Zulassung zur Prävention von Schlaganfall und systemischer Embolie bei erwachsenen Patienten mit nichtvalvulärem Vorhofflimmern mit einem oder mehreren der folgenden Risikofaktoren:
- vorausgegangener Schlaganfall, transitorische ischämische Attacke oder systemische Embolie
- linksventrikuläre Ejektionsfraktion <40%
- symptomatische Herzinsuffizienz, ≥ New York Heart Association (NYHA) Klasse 2
- Alter ≥ 75 Jahre
- Alter ≥ 65 Jahre einhergehend mit einer der folgenden Erkrankungen: Diabetes mellitus, koronare Herzerkrankung oder arterielle Hypertonie [29, 30; s. auch Tab. 3.13]

Für die Praxis:

- In der offenen, randomisierten, multizentrischen RE-LY-Studie wurde Dabigatran in 2 Dosierungen gegen Warfarin untersucht. Primärer Endpunkt war eine Kombination aus Schlaganfall und systemischer Thrombembolie.
- Dabigatran war diesbez. in der höheren Dosierung von 150 mg bei vergleichbarer Rate schwerer Blutungen wirksamer als der Vitamin-K-Antagonist. In der niedrigeren Dosierung von 110 mg ergab sich eine signifikante Reduktion des Risikos schwerer Blutungen bei vergleichbarer Wirksamkeit gegenüber dem Vitamin-K-Antagonisten.

Rivaroxaban

Rivaroxaban ist ein direkter, spezifischer, kompetitiver Faktor-Xa-Inhibitor, der Faktor Xa sowohl in freier als auch Prothrombin-gebundener Form blockiert. Die Pharmakokinetik von Rivaroxaban ist bis 15 mg einmal täglich annähernd linear. Für die 20-mg-Tablette von Rivaroxaban wurde im Nüchternzustand eine orale Bioverfügbarkeit von 66% aufgrund der eingeschränkten Resorption beobachtet. Bei Einnahme der 20-mg-Tablette zusammen mit einer Mahlzeit wurde ein Anstieg der mittleren AUC von 39% im Vergleich zur

Tab. 3.13 Patientengruppen und Situationen, die eine Anwendung von Dabigatran ausschließen oder nur mit besonderer Vorsicht gestatten [29, 30].

Niereninsuffizienz	Bei Patienten mit schwer beeinträchtigter Nierenfunktion (Kreatinin-Clearance < 30 ml/min) ist eine Behandlung kontraindiziert. Bei leicht oder mäßiggradig eingeschränkter Nierenfunktion (Kreatinin-Clearance 30–50 ml/min) und hohem Blutungsrisiko kann eine Dosisanpassung bzw. die Anwendung einer niedrigen Dabigatran-Tagesdosis von 220 mg (evtl. sogar 150 mg) erwogen werden. Eine engmaschige klinische Überwachung wird in diesem Fall empfohlen. Das heißt [103]: ▪ Vor einer Behandlung bei allen Patienten die Nierenfunktion prüfen. ▪ Während einer Behandlung die Nierenfunktion in klinischen Situationen überprüfen, in denen eine Abnahme der Nierenfunktion vermutet wird. ▪ Bei älteren Patienten (> 75 Jahren) oder bei Patienten mit eingeschränkter Nierenfunktion diese mindestens einmal jährlich überprüfen.
Leberinsuffizienz	Bei einer Beeinträchtigung der Leberfunktion oder einer Lebererkrankung, die Auswirkungen auf das Überleben erwarten lässt, ist eine Behandlung kontraindiziert. Bei Patienten mit Erhöhung der Leberenzym-Werte über das Doppelte des oberen Grenzwerts des Normbereichs gibt es keine Studienerfahrungen, daher wird die Anwendung nicht empfohlen.
Interaktionen	Die gleichzeitige Behandlung mit Dabigatran und systemisch verabreichten P-Glykoprotein-Hemmern wie Ketoconazol, Ciclosporin, Itraconazol oder Tacrolimus ist kontraindiziert. Bei gleichzeitiger Anwendung mit den starken P-Glykoprotein-Hemmern Verapamil (Reduktion der Dabigatran-Dosis auf 220 mg täglich) und Amiodaron, die auch bei Vorhofflimmern eingesetzt werden, ist eine engmaschige klinische Überwachung bezüglich Blutung oder Anämie erforderlich. Die gleichzeitige Anwendung von Dabigatran und Dronedaron ist seit Juli 2012 wegen Interaktionen kontraindiziert. Weitere Indikationen s. unter „Faktoren eines erhöhten Blutungsrisikos"
Herzinfarktrisiko	In der RE-LY-Studie war das Herzinfarktrisiko unter Dabigatran gegenüber Warfarin um 27–29 % statistisch nicht signifikant erhöht (bei einer absoluten Infarktrate von 0,64 %/Jahr unter Warfarin und 0,81 %/0,82 %/Jahr unter den beiden Dabigatran-Dosierungen).
Risiko für gastrointestinale Blutungen	In der RE-LY-Studie war Dabigatran (v. a. 2 × 150 mg/d) mit einer höheren Rate an schweren gastrointestinalen Blutungen assoziiert, das v. a. bei Patienten ≥ 75 Jahre auftrat. Patienten mit erhöhtem Blutungsrisiko sollten klinisch engmaschig überwacht und bei ihnen sollte eine Tagesdosis von 220 mg in Betracht gezogen werden.

Fortsetzung Tab. 3.13 auf S. 63

Tab. 3.13 (Fortsetzung)

Niedriges Körpergewicht	Für Patienten mit einem Körpergewicht < 50 kg liegen nur begrenzte klinische Daten vor.
Faktoren eines erhöhten Blutungsrisikos	Ein Alter ≥ 75 Jahre, eine mäßiggradig beeinträchtigte Nierenfunktion (Kreatinin-Clearance 30–50 ml/min), die gleichzeitige Behandlung mit P-Glykoprotein-Hemmern (s. o.), ein geringes Körpergewicht (< 50 kg), die gleichzeitige Anwendung von Acetylsalicylsäure, NSAR oder Clopidogrel sowie Erkrankungen und Eingriffe mit besonderem Blutungsrisiko erhöhen das Blutungsrisiko unter der Therapie mit Dabigatran.
Anämierisiko	Eine Anämie gehört zu den häufigen Nebenwirkungen von Dabigatran.

Einnahme im Nüchternzustand beobachtet, was auf eine vollständige Resorption und eine hohe orale Bioverfügbarkeit (etwa 80%) hinweist [31]. Die maximale Plasmakonzentration ist nach 3–4 Stunden erreicht. Die pharmakodynamische Wirkung korreliert eng mit der Plasmakonzentration. Lebensalter, Geschlecht und Körpergewicht beeinflussen die Pharmakokinetik kaum; die diesbez. interindividuelle Variabilität ist gering. Die Halbwertszeit von Rivaroxaban beträgt altersabhängig 5–13 Stunden. Die Ausscheidung erfolgt zu einem Drittel durch direkte renale Exkretion, während zwei Drittel einer Dosis hepatisch durch CYP450-Enzyme metabolisiert und dann zur Hälfte über die Fäzes und zur Hälfte über den Urin ausgeschieden werden. Zur Schlaganfallprophylaxe bei Vorhofflimmern wurde eine einmal tägliche Gabe geprüft [122].

Basierend auf den Ergebnissen von Phase-II-Studien zur Behandlung der TVT ergab sich die Standarddosierung der ROCKET AF-Studie, 1 × 20 mg/d, die sich als wirksam und sicher (u. a. mit konstant niedrigen Blutungsraten) gezeigt hatte. Bei der Auswahl dieser relativ niedrigen Tagesdosis spielten auch das Alter und die Begleiterkrankungen von Patienten mit VHF eine Rolle, die allein deswegen schon ein erhöhtes Blutungsrisiko haben. Abweichend von der Standarddosis erhielten lediglich Patienten mit einer Kreatinin-Clearance von 30–49 ml/min eine reduzierte Tagesdosis von 1 × 15 mg [122].

Für die Zulassung von Rivaroxaban zur Prävention von Schlaganfall und systemischer Embolie bei erwachsenen Patienten mit nichtvalvulärem Vorhofflimmern (unter bestimmten Voraussetzungen, s. unten) waren die Ergebnisse der prospektiven, randomisierten, doppelblinden, „double-dummy" multizentrischen ROCKET AF-Studie [92] ausschlaggebend. An dieser Vergleichsstudie mit dem aktiven Komparator Warfarin nahmen 14 264 Patienten mit nichtvalvulärem VHF teil. Sie erhielten entweder Rivaroxaban 1 × 20 mg/d oder 1 × 15 mg/d plus Warfarin-Placebo oder Warfarin mit einer

Ziel-INR von 2–3 plus Rivaroxaban-Placebo. Die mediane Dauer der doppelblinden Therapie betrug 590 Tage, die mediane Dauer der Beobachtungszeit 707 Tage.

Das Hauptziel der Studie bestand im Nachweis der Nichtunterlegenheit von Rivaroxaban gegenüber der bisherigen Standardtherapie. Als primärer Wirksamkeitsendpunkt wurde die kombinierte Rate der Schlaganfälle (ischämisch oder hämorrhagisch) und Thrombembolien außerhalb des ZNS bewertet.

Nach Absetzen der Studienmedikation wurden offene (unverblindete) Messungen des INR für mindestens 3 Tage ausdrücklich nicht empfohlen. Infolgedessen betrug die mittlere Zeit bis zum Erreichen des therapeutischen INR bei den Patienten, die zuvor in die Rivaroxaban-Gruppe randomisiert worden waren, 13 Tage. Dagegen konnten in der Warfarin-Gruppe die INR-Werte während der Übergangsphase von der Studienmedikation zur offenen Therapie, als keine INR-Messungen durchgeführt wurden, wegen der Pharmakokinetik von Warfarin besser aufrechterhalten wurden. Bei Patienten, die die

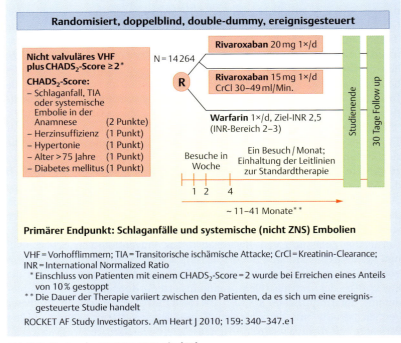

Abb. **3.9** Design der ROCKET AF-Studie [92].

Tab. **3.14** Risikoprofil der Intention-to-treat-(ITT-)Population der ROCKET AF-Studie bei Studienbeginn.

	Rivaroxaban (n = 7131)	Warfarin (n = 7133)
$CHADS_2$-Score (Mittelwert) 2 (%) 3 (%) 4 (%) 5 (%) 6 (%)*	3,48 13,0 42,9 29,3 13,1 1,7	3,46 13,1 44,3 28,0 12,4 2,2
Zuvor Vitamin-K-Antagonisten (%)	62,3	62,5
Herzinsuffizienz (%)	62,6	62,3
Hypertonie (%)	90,3	90,8
Diabetes mellitus (%)	40,4	39,5
Früher Schlaganfall / TIA / Thromboembolie (%)	54,9	54,6
Myokardinfarkt in der Anamnese (%)*	16,6	18,0

*signifikanter Gruppenunterschied (p < 0,05)

Behandlung mit der zugewiesenen Studienmedikation beendet hatten, schienen die Zeit nach dem Absetzen der Studienmedikation und der Übergang zur Standardversorgung zu der übermäßigen Anzahl an Ereignissen beigetragen zu haben.

Um eine **Studienpopulation mit hohem Schlaganfallrisiko** zu untersuchen, wurden nur Patienten mit VHF und einem $CHADS_2$-Score ≥ 2 in die Studie aufgenommen. Die Patienten mussten entweder einen Schlaganfall oder eine TIA in der Anamnese oder eine systemische Embolie oder mindestens 2 der anderen Risikofaktoren (Herzinsuffizienz, Hypertonie, Alter > 75 Jahre, Diabetes mellitus) in der Anamnese aufweisen (Abb. 3.9). Außerdem wurde der Anteil der Patienten ohne Schlaganfall oder TIA in der Anamnese und mit einem CHADS2-Score = 2 auf 10 % beschränkt, sodass 90 % der Teilnehmer einen CHADS2-Score ≥ 3 hatten. Etwa 38 % der Teilnehmer hatten zuvor noch keinen Vitamin-K-Antagonisten erhalten. Das detaillierte Risikoprofil der randomisierten Patienten zeigt die Tab. 3.14. Von der Studie ausgeschlossen wurden Patienten mit hämodynamisch wirksamer Mitralstenose, Herzklappenprothesen, VHF infolge reversibler Erkrankung, sehr hohem Blutungsrisiko, Thrombozytopenie, therapeutisch nicht kontrollierter Hypertonie, geplanter Kardioversion und geplantem invasiven Eingriff [122].

Das mediane Alter der Teilnehmer betrug 73 Jahre, etwa 40 % waren Frauen. Bezüglich des **Risikoprofils** der Patienten ist der hohe mittlere $CHADS_2$-Score

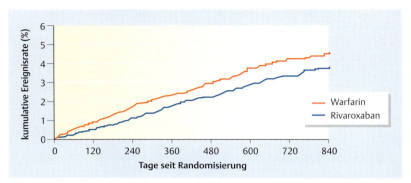

Abb. 3.10 Primärer Endpunkt der Wirksamkeit (kombinierte Rate der Schlaganfälle und Thrombembolien außerhalb des ZNS) in der „Per-protocol, as-treated"-Population der ROCKET AF-Studie: Nichtunterlegenheit von Rivaroxaban gegenüber Warfarin [92].

von 3,48 bzw. 3,46 in den beiden Vergleichsgruppen bemerkenswert (Tab. 3.14). Die ROCKET AF-Studie ist die einzige unter den bisherigen großen Vergleichsstudien zwischen neuen oralen Antikoagulanzien und Warfarin, in denen eine Patientenpopulation mit einem so ausgeprägten Schlaganfallrisiko untersucht wurde.

Als **primärer Wirksamkeitsendpunkt** wurde die kombinierte Rate der Schlaganfälle (ischämisch oder hämorrhagisch) und Thrombembolien außerhalb des ZNS bewertet. Die primäre Wirksamkeitsanalyse bestand in der Beurteilung der Nichtunterlegenheit von Rivaroxaban gegenüber Warfarin in der „Per-protocol, as-treated"-Population. Hierbei wurden diejenigen Patienten berücksichtigt, die mindestens 1 Dosis der Studienmedikation erhalten hatten und keine schweren Protokollverstöße aufwiesen. Die genannten Ereignisse wurden bis 2 Tage nach der letzten Gabe der Studienmedikation evaluiert. Bei 188 Patienten (1,71% pro Jahr) unter Rivaroxaban und bei 241 Patienten (2,16% pro Jahr) unter Warfarin trat ein Schlaganfall oder eine systemische Embolie auf, was eine Hazard Ratio (HR) von 0,79 (p-Wert für Nichtunterlegenheit von <0,001) ergab. Somit hat ROCKET AF eindeutig den Beweis erbracht, dass Rivaroxaban gegenüber Warfarin **nicht unterlegen** ist (Abb. 3.10).

In der Intention-to-treat-(ITT-)Population, d.h. bei allen randomisierten Patienten, unabhängig davon, ob sie die Studienmedikation erhalten hatten, wurden die primären Wirksamkeitsereignisse ebenfalls analysiert. Vom Zeitpunkt der Randomisierung bis zum Ende der Studie traten bei den Patienten in der Rivaroxaban-Gruppe 269 primäre Wirksamkeitsereignisse (2,12% pro Jahr) und bei den Patienten in der Warfarin-Gruppe 306 Ereignisse (2,42% pro Jahr) auf (HR 0,88; p-Wert für Nichtunterlegenheit <0,001). Diese Ergebnisse der ITT-Analyse bestätigten, dass Rivaroxaban gegenüber Warfarin nicht unterlegen war. Die mittlere Zeit im therapeutischen Bereich (TTR) in der Warfarin-Gruppe betrug 55%.

Primärer **Sicherheitsendpunkt** war die Kombination von schweren Blutungen und nicht schweren, klinisch relevanten Blutungen. Er wurde in der „Safety, as-treated"-Population bewertet. Diese bestand aus allen Patienten, die mindestens 1 Dosis der Studienmedikation erhalten hatten. Die Ereignisse wurden bis 2 Tage nach der letzten Gabe der Studienmedikation evaluiert. Dabei ergab sich kein signifikanter Unterschied zwischen Rivaroxaban und Warfarin. Die jährliche Ereignisrate unter Rivaroxaban war 14,9%, unter Warfarin 14,5%, die HR 1,03 (95%-KI 0,96–1,11). Auch die Jahresraten schwerer Blutungen waren mit 3,6% (Rivaroxaban) und 3,4% (Warfarin) nicht signifikant verschieden (HR 1,04; 95%-KI 0,90–1,20). Allerdings kamen **Blutungen mit schwersten Auswirkungen unter Rivaroxaban signifikant seltener** vor:
- tödliche Blutungen (Inzidenz pro Jahr 0,2 vs. 0,5%; HR 0,50; 95%-KI 0,31–0,79),
- intrakranielle Blutungen (Inzidenz pro Jahr 0,5 vs. 0,7%; HR 0,67; 95%-KI 0,47–0,93),
- Blutungen in ein kritisches Organ (Inzidenz pro Jahr 0,8 vs. 1,2%; HR 0,69; 95%-KI 0,53–0,91).

Demgegenüber war die Rate der Blutungen mit einem Hämoglobin-Abfall ≥2g/dl oder die Notwendigkeit einer Transfusion von 2 oder mehr Einheiten Erythrozyten oder Vollblut signifikant erhöht; so traten gastrointestinale Blutungen unter Rivaroxaban signifikant (p<0,001) häufiger (3,15%) auf als unter Warfarin (2,16%), ein Phänomen, das auch bei Dabigatran beobachtet wurde.

Die Gesamtmortalität unter Rivaroxaban im Vergleich zu Warfarin unterschied sich mit 1,9 vs. 2,2% nicht signifikant.

Unerwünschte Wirkungen traten unter Rivaroxaban und Warfarin insgesamt ähnlich häufig auf. Leberenzym- und Gesamtbilirubin-Anstiege kamen in beiden Therapiegruppen in ähnlichem Umfang vor (ALT über der 3-fachen Norm und Bilirubin über der 2-fachen Norm innerhalb von 30 Tagen bei 0,5% der Teilnehmer), Hinweise auf eine schwere Leberschädigung gab es nicht.

Die Hauptergebnisse der Studie waren in zuvor definierten **Subgruppen,** etwa in verschiedenen Alters- und Gewichtsgruppen, bei Männern und Frauen sowie bei Patienten mit Niereninsuffizienz, verschiedenen $CHADS_2$-Scores, früherer Warfarin-Anwendung oder Schlaganfall in der Anamnese, konsistent.

Insgesamt zeigte die ROCKET AF-Studie, dass einmal täglich eingenommenes Rivaroxaban einen mindestens gleich guten Schutz vor Schlaganfällen/Thromboembolien bietet wie Warfarin. Zudem wurde eine signifikant geringere Rate an intrazerebralen und tödlichen Blutungen unter Rivaroxaban dokumentiert. Die vereinfachte Dosierung mit täglicher Einmalgabe und das Entfallen regelmäßiger Laborkontrollen können zur Compliance der Patienten beitraten. Rivaroxaban stellt somit eine weitere vorteilhafte Alternative zu Warfarin zur Schlaganfallprävention bei Patienten mit VHF dar.

Auf dieser Basis erhielt Rivaroxaban im Dezember 2011 die Zulassung in der EU zur Prävention von Schlaganfall und systemischer Embolie bei erwachsenen Patienten mit nichtvalvulärem Vorhofflimmern mit einem oder mehreren Risikofaktoren wie:

- Herzinsuffizienz,
- Hypertonie,
- Alter ≥ 75 Jahre,
- Diabetes mellitus,
- früherer Schlaganfall oder frühere TIA.

In der praktischen Anwendung sind Patientengruppen und Situationen zu beachten, in denen Rivaroxaban nicht oder nur mit besonderer Vorsicht angewendet werden kann (Tab. 3.15).

Tab. 3.15 Patientengruppen und Situationen, die eine Anwendung von Rivaroxaban ausschließen oder nur mit besonderer Vorsicht gestatten [31].

Niereninsuffizienz	Bei Patienten mit schwer beeinträchtigter Nierenfunktion (Kreatinin-Clearance < 15 ml/min) wird eine Behandlung nicht empfohlen. Bei einer Kreatinin-Clearance von 15–49 ml/min wird eine Tagesdosis von 15 mg empfohlen. Bei einer Kreatinin-Clearance von 15–29 ml/mg wird zudem zur vorsichtigen Anwendung geraten.
Leberinsuffizienz	Bei Patienten mit einer Lebererkrankung, die mit einer Koagulopathie und einem klinisch relevanten Blutungsrisiko einschließlich Leberzirrhose (Child Pugh B oder C) verbunden ist, ist die Behandlung kontraindiziert.
Interaktionen	Die gleichzeitige Behandlung mit starken Inhibitoren sowohl von CYP3A4 als auch von P-Glykoprotein wie Azol-Antimykotika oder HIV-Proteaseinhibitoren wird wegen des erhöhten Blutungsrisikos nicht empfohlen.
Risiko für gastrointestinale Blutungen	In der ROCKET AF-Studie war Rivaroxaban mit einer höheren Rate an gastrointestinalen Blutungen assoziiert. Die Anwendung bei Patienten mit einem entsprechend erhöhten Risiko sollte vorsichtig erfolgen.
Faktoren eines erhöhten Blutungsrisikos	Angeborene oder erworbene Blutgerinnungsstörungen, eine nicht eingestellte schwere Hypertonie, Magen-Darm-Ulzera, eine vaskuläre Retinopathie, kürzliche intrazerebrale Blutungen oder Gefäßanomalien, kürzliche Operationen an Gehirn, Rückenmark und Augen, Bronchiektasen oder frühere pulmonale Blutungen erhöhen allgemein das Blutungsrisiko.
Anämierisiko	Eine Anämie gehört zu den häufigen Nebenwirkungen.

Für die Praxis:

- Die tägliche Einmaldosierung erleichtert die Einnahme.
- Wegen besserer Resorption wird die Einnahme bei einer Mahlzeit empfohlen.
- Der mittlere $CHADS_2$-Score in den Therapiegruppen der ROCKET AF-Studie betrug 3,48 bzw. 3,46. Sie ist damit die einzige bisherige Vergleichsstudie zwischen neuen oralen Antikoagulanzien und Warfarin, in denen eine Patientenpopulation mit besonders ausgeprägtem Schlaganfallrisiko untersucht wurde.
- Aus neurologischer Sicht ist auch der hohe Anteil der ROCKET AF-Teilnehmer von 55% mit einem Schlaganfall oder einer TIA in der Anamnese von Interesse.
- Primärer Wirksamkeitsendpunkt der ROCKET AF-Studie war die kombinierte Rate der Schlaganfälle und Thrombembolien außerhalb des ZNS. Dabei war Rivaroxaban zumindest gleich wirksam (Nichtunterlegenheit) wie Warfarin.
- Tödliche oder intrakranielle Blutungen, hämorrhagische Schlaganfälle und Blutungen in ein kritisches Organ waren signifikant seltener unter Rivaroxaban, dagegen waren Transfusionen von ≥2 Einheiten Erythrozyten oder Vollblut oder ein Hämoglobin-Abfall ≥2 g/dl sowie gastrointestinale Blutungen häufiger.
- Myokardinfarkte traten unter Rivaroxaban gleich häufig wie unter Warfarin auf.
- Zuvor definierte Subgruppen hatten ähnliche Ergebnisse wie die Gesamtgruppe.

Apixaban

Apixaban ist ein oraler Faktor-Xa-Inhibitor Apixaban mit einer Bioverfügbarkeit von etwa 60%. Er wurde in der randomisierten, doppelblinden, multizentrischen **AVERROES-Studie** [18] untersucht. Etwa 5600 Patienten mit VHF und mindestens einem weiteren Schlaganfall-Risikofaktor, die entweder die Behandlung mit einem Vitamin-K-Antagonisten abgebrochen hatten (40%) oder für eine solche Behandlung nicht infrage kamen (60%), wurden entweder mit Apixaban 2×5 mg/d (bei ausgewählten Patienten 2×2,5 mg/d) oder Acetylsalicylsäure im Bereich von 81–324 mg/d behandelt. Die durchschnittlich 70 Jahre alten Patienten hatten einen mittleren $CHADS_2$-Score von 2,1; etwas mehr als ein Drittel der Patienten hatte sogar einen $CHADS_2$-Score von null. Schon bei der ersten Interimsanalyse nach einer mittleren Beobachtungszeit von einem Jahr wurde die Studie wegen der klaren Überlegenheit von Apixaban gegenüber Acetylsalicylsäure vorzeitig beendet. Die kombinierte Ereignisrate für Schlaganfälle und systemische Thrombembolien betrug 1,6% pro Jahr in der Apixaban- und 3,7% pro Jahr in der Acetylsalicylsäure-Gruppe. Die Rate größerer Blutungen war dagegen nicht signifikant verschieden [12, 18, 115].

Für die Praxis:

- Diese Ergebnisse lassen eine eindeutige Überlegenheit in der Verhinderung von thrombembolischen Komplikationen durch Apixaban gegenüber Acetylsalicylsäure erkennen, während die Blutungsraten gleich waren.

> - Somit sollte Acetylsalicylsäure bei Patienten mit VHF und erhöhtem Schlaganfallrisiko nicht mehr eingesetzt werden.
> - Eine Zulassung liegt noch nicht vor (Stand August 2012).
> - Ob diese Ergebnisse auf die anderen neuen oralen Antikoagulanzien mit ähnlichem Wirkprofil übertragen werden können, ist Gegenstand der Diskussion.

In der randomisierten, doppelblinden, multizentrischen **ARISTOTLE-Studie** [41] bei 18 201 Patienten mit VHF und mindestens einem weiteren Schlaganfall-Risikofaktor erhielten die Patienten randomisiert 2×5 mg/d Apixaban (2×2,5 mg/d bei ausgewählten Patienten) oder Warfarin (Ziel-INR 2–3). Die niedrigere Dosis von Apixaban wurde gegeben, wenn mindestens 2 der folgenden Befunde vorlagen: Alter ≥80 Jahre, Körpergewicht ≤60 kg, Serumkreatinin ≥1,5 mg/dl. Die mittlere Beobachtungszeit lag bei 1,8 Jahren. Die Patienten im mittleren Alter von 70 Jahren (35% Frauen) hatten einen durchschnittlichen $CHADS_2$-Score von 2,1 (Tab. **3.16**, S. 71, zum Vergleich der $CHADS_2$-Scores in den vorgestellten Studien).

Beim **primären Wirksamkeitsendpunkt,** der kombinierten Rate der Schlaganfälle (jede Form) und systemischen Thrombembolien, lag die jährliche Ereignisrate unter Apixaban bei 1,27% und unter Warfarin bei 1,60%, was eine signifikante relative Risikoreduktion von 21% ergab (HR 0,79; 95%-KI 0,66–0,95; p<0,001 für Nichtunterlegenheit, p=0,01 für Überlegenheit). Sekundäre Wirksamkeitsendpunkte: Die Gesamtmortalität unterschied sich in beiden Gruppen zugunsten von Apixaban signifikant (3,52 vs. 3,94%; HR 0,89; 95%-KI 0,80–0,99; p=0,047), ebenso die Rate hämorrhagischer Schlaganfälle (0,24 vs. 0,47%; HR 0,51; 95%-KI 0,35–0,75; p<0,001), während die Rate ischämischer und nicht eindeutig klassifizierbarer Schlaganfälle (0,97 vs. 1,05%; HR 0,92; 95%-KI 0,74–1,13) nicht signifikant verschieden war.

Beim **primären Sicherheitsendpunkt** schwere Blutungen wurde mit einer jährlichen Ereignisrate von 2,13 vs. 3,09% ebenfalls eine signifikante Überlegenheit des oralen Faktor-Xa-Inhibitors gezeigt (HR 0,69; 95%-KI 0,60–0,80; p<0,001).

Bisher (10/2012) ist Apixaban in der angestrebten Indikation noch nicht zugelassen.

Edoxaban

Edoxaban ist ein direkter reversibler Faktor-Xa-Inhibitor, der bei hoher oraler Bioverfügbarkeit eine Halbwertszeit von 8–10 Stunden hat und überwiegend renal eliminiert wird. In der randomisierten, doppelblinden, multizentrischen **ENGAGE-AF-TIMI-48-Studie** wird Edoxaban mit Warfarin (Ziel-INR 2–3) bei Patienten mit VHF und Schlaganfallrisiko verglichen. Ergebnisse der Studie werden Ende 2012 erwartet [106, 115].

3.4 Prävention von Embolien bei Vorhofflimmern

Vergleich der Studien
Ein direkter Vergleich zwischen den Ergebnissen verschiedener Studien ist wissenschaftlich nicht statthaft, umso mehr, da in der RE-LY-Studie mit Dabigatran und der ARISTOTLE-Studie mit Apixaban auf der einen Seite und der ROCKET AF-Studie mit Rivaroxaban auf der anderen Seite ganz unterschiedliche Studienpopulationen untersucht wurden (Tab. 3.16).

Tab. 3.16 Vergleich des Risikoprofils von Patienten der RE-LY-, der ARISTOTLE und der ROCKET AF-Studie (nach [89], modifiziert und ergänzt).

	Rivaroxaban (ROCKET AF)	Dabigatran (RE-LY)	Apixaban (ARISTOTLE)
$CHADS_2$-Score (Mittelwert)	3,48	2,1	2,1
Alter	73	73	70
Zuvor Vitamin-K-Antagonisten (%)	62	50	57
Herzinsuffizienz (%)	63	32	36
Hypertonie (%)	90	79	87
Diabetes mellitus (%)	40	23	25
Schlaganfall / TIA / Thrombembolie in der Anamnese (%)	55	20	19
Myokardinfarkt in der Anamnese (%)	17	17	14,5 %

Ein weiterer wichtiger Unterschied der 3 Studien (RE-LY, ROCKET AF, ARISTOTLE) betrifft die Art und Weise, wie die **Zeit im therapeutischen Bereich** (Time in Therapeutic Range, TTR), der Anteil der INR-Werte der Patienten der Warfarin-Gruppe im therapeutischen Bereich von 2–3, ermittelt wurde. Dies wird in Tab. 3.17 näher erläutert.

Wer kann auf neue orale Antikoagulanzien umgestellt werden?
Auf der Basis großer randomisierter Studien sind neue orale Antikoagulanzien eine vielversprechende Alternative zu Vitamin-K-Antagonisten in der Schlaganfallprävention von Patienten mit VHF geworden. Die neuen Substanzen beugen Schlaganfällen und systemischen Thrombembolien außerhalb des ZNS ähnlich gut und in Abhängigkeit von Wirkstoff und Dosierung sogar besser als Vitamin-K-Antagonisten vor. Sie verringern außerdem in Abhängigkeit von Wirkstoff und Dosierung die Rate schwerer, intrazerebraler und tödlicher Blutungen. Bei den zuletzt untersuchten Wirkstoffen wurde kein Anhaltspunkt für Lebertoxizität gefunden. Das regelmäßige Monitoring der Antikoagulationswirkung entfällt bei den neuen oralen Antikoagulanzien. Allerdings

Tab. 3.17 Ermittlung der mittleren Zeit im therapeutischen Bereich (TTR) in den 3 Studien.

Studie	Substanz	Mittlere cTTR*(%)	Art der Bestimmung
RE-LY	Dabigatran	64%	Ausschluss der INR-Werte der ersten Studienwoche, nach temporärer oder permanenter Unterbrechung der Studienmedikation sowie während der ersten Woche nach Wiederaufnahme der Antikoagulation (dadurch ein relativ hoher Wert erzielt)
ROCKET AF	Rivaroxaban	55%	umfassendere Einbeziehung der während der Studie gemessenen INR-Werte als in den beiden anderen Studien: Einbeziehung aller INR-Werte sowie bis 7 Tage nach einer Unterbrechung der Warfarin-Einnahme in die Auswertung
ARISTOTLE	Apixaban	62%	ähnlich wie in der RE-LY-Studie unter Ausschluss der INR-Werte der ersten Woche nach Randomisierung sowie während Unterbrechungen der Studienmedikation ermittelt

*center's mean Time in Therapeutic Range

hat in der Praxis ein regelmäßiges Monitoring auch den Vorteil, den Patienten im Hinblick auf Adhärenz besser führen zu können. Mit diesen Eigenschaften, die für die Langzeitanwendung attraktiv sind, werden die neuen Antikoagulanzien die Schlaganfallprävention bei Patienten mit VHF verbessern helfen. Denn sie nähern sich dem „idealen Antikoagulans", das in Tab. 3.18 skizziert ist, ein Stück weiter an [85, 115]. Jedoch sind noch nicht alle Forderungen erfüllt. So gibt es bisher keine anerkannten Gegenmittel, wobei jedoch hieran intensiv gearbeitet wird. Die relativ kurzen Halbwertzeiten führen zu einem wesentlich rascheren Abklingen der Wirkung als bei Warfarin oder Phenprocoumon.

Tab. 3.18 Ein „ideales Antikoagulans" (nach [115]).

- Nachgewiesene Wirksamkeit
- Niedriges Blutungsrisiko
- Gleiche Dosierung
- Gute orale Bioverfügbarkeit
- Kein Routinemonitoring
- Schneller Beginn der Wirkung
- Schnelle Beendigung der Wirkung
- Wenig Interaktion mit anderen Arzneimittel oder Nahrungsbestandteilen
- Gegenmittel verfügbar

Die neuen Antikoagulanzien sollten dazu führen, dass der Anteil der Patienten mit VHF und Schlaganfallrisiko, die eine adäquate Antikoagulation erhalten, deutlich zunimmt. Da gleichzeitig die Indikationsschwelle für die Schlaganfallprävention bei Patienten mit VHF in den Leitlinien immer niedriger angesetzt wird, wie die Einführung des CHA_2DS_2-VASc-Scores belegt, ist diese Entwicklung sehr zu begrüßen [85, 115].

In Tab. 3.19 sind Patientengruppen zusammengefasst, die eher von neuen oralen Antikoagulanzien oder eher von Vitamin-K-Antagonisten profitieren können.

Tab. 3.19 Patientengruppen mit Vorteilen von neuen oralen Antikoagulanzien oder Vitamin-K-Antagonisten [65].

Vorteile von neuen oralen Antikoagulanzien	Vorteile von Vitamin-K-Antagonisten
■ Patienten mit geringer TTR unter Vitamin-K-Antagonisten ■ Pat. mit schwankenden INR-Werten ■ Pat. mit genetisch verändertem Metabolismus von Vitamin-K-Antagonisten ■ Pat. mit Schwierigkeiten, Kontrolluntersuchungen wahrzunehmen ■ Pat., die Medikamente benötigen, welche mit Vitamin-K-Antagonisten interagieren ■ Pat., die trotz Aufklärung keine Vitamin-K-Antagonisten wünschen ■ Pat., die unter einem Vitamin-K-Antagonisten einen ischämischen Schlaganfall oder eine systemische Thrombembolie erlebten	■ Patienten mit insuffizienter Nierenfunktion (Stadium 4 oder 5)* ■ Derzeit noch Pat. mit besonderen klinischen Situationen (z. B. mit koronarer Herzerkrankung und wahrscheinlich notwendiger PCI)**

*Der vermeintliche Vorteil von Vitamin-K-Antagonisten ist die Steuerbarkeit über INR; es liegen aber keine Studien bei Patienten mit fortgeschrittener Niereninsuffizienz vor.
**wegen noch bestehender Unklarheiten bei der Anwendung neuer oralen Antikoagulanzien in Kombination mit antithrombozytärer Therapie

Für die Praxis:

- Auf der Basis großer randomisierter Studien haben sich neue orale Antikoagulanzien als vielversprechende Alternative zu Vitamin-K-Antagonisten erwiesen.
- Die neuen oralen Wirkstoffe senken das Risiko bedrohlicher intrakranieller Blutungen.
- Von einer Umstellung auf die neuen Substanzen können folgende Gruppen besonders profitieren: Patienten mit schwankenden INR-Werten, genetisch verändertem Metabolismus von Vitamin-K-Antagonisten, Schwierigkeiten, Kontrolluntersuchungen wahrzunehmen, Medikamenten, die mit Vitamin-K-Antagonisten interagieren und Patienten, die unter einem Vitamin-K-Antagonisten einen Schlaganfall oder eine Thrombembolie erlebten.

Beachte die aktuellen Empfehlungen der ESC (S. 115 ff.).

Weitere Beiträge zur Schlaganfallprävention

Die orale Antikoagulation ist die mit Abstand wichtigste Maßnahme zur Schlaganfallprävention bei Patienten mit VHF und Schlaganfallrisiko. Inwieweit eine wirksame Rhythmuskontrolle zur Senkung des Schlaganfallrisikos beiträgt, ist Gegenstand der Diskussion. Hinweise auf einen solchen Beitrag gab zum einen die ATHENA-Studie [47] (s. auch Abs. 4.5) mit dem neuen Antiarrhythmikum Dronedaron, in der in einer Post-hoc Analyse eine reduzierte Schlaganfallrate gefunden wurde. In einem von ATHENA abweichenden Kollektiv mit permanentem Vorhofflimmern konnte dies nicht bestätigt werden, vielmehr kam es zu einer Zunahme von Ereignissen einschließlich Schlaganfällen (PALLAS; [17]). Zum anderen wurde auch in Ablationsstudien mit Patienten, deren Antikoagulation nach erfolgreicher Ablation abgesetzt wurden, eine relative geringe Schlaganfallrate beobachtet [123]. Allerdings reicht die Rhythmuskontrolle allein bei den meisten Patienten mit VHF nicht zur Schlaganfallprävention aus [65], sodass die ESC-Leitlinien eine Fortführung der oralen Antikoagulation in Abhängigkeit von $CHADS_2$-Score empfehlen.

3.5 Sekundärprävention nach Schlaganfall bei Vorhofflimmern

Wegen des 5-fach erhöhten Schlaganfallrisikos der betroffenen Patienten ist VHF auch ein neurologisches Thema. Nicht selten wird VHF, das zuvor unbemerkt blieb, erst nach einem Schlaganfall oder einer TIA diagnostiziert. Bei der Hälfte der Schlaganfallpatienten mit VHF war dieses zuvor nicht bekannt. Nach einem Insult oder einer TIA ist immer die gezielte diagnostische Suche nach VHF notwendig, um Rezidiven besser vorbeugen zu können.

Kardiologen und Neurologen betreuen hinsichtlich des VHF 2 recht unterschiedliche Patientenkollektive. Neurologen sehen in der Regel nur Hochrisikopatienten nach einem Insult oder einer TIA, die immer eine Sekundärprävention benötigen. Die dazu eingesetzten Medikamente sollen bei dieser Gruppe von Patienten einschlägig untersucht sowie gut verträglich und einfach anwendbar sein, damit die Patienten therapietreu bleiben.

Vitamin-K-Antagonisten sind zu diesem Zweck nicht ideal. Sie sind zwar auch in der Sekundärprävention wirksam und langfristig bewährt, ihre klinische Anwendung ist aber mit deutlichen Einschränkungen verbunden, welche die Therapietreue der Patienten beeinträchtigen können. Bei einem Teil der Schlaganfallpatienten, bei denen das VHF bereits bekannt war, muss davon ausgegangen werden, dass sie sich nicht oder nicht lange genug an eine wirksame Prävention gehalten haben. Solche Patienten mit gefährdeter Compliance werden auch nach einem Schlaganfall Probleme mit Vitamin-K-Antagonisten haben, die durch die neuen oralen Antikoagulanzien überwunden werden könnten.

In der ROCKET AF-Studie hatten 55 % der Teilnehmer zuvor bereits einen Schlaganfall, eine TIA oder eine systemische Thrombembolie erlebt, in der RELY-Studie und in der ARISTOTLE-Studie etwa 20 %. Die Einbeziehung solcher Patienten in die Bewertung eines neuen oralen Antikoagulans ist aus neurologischer Sicht besonders wichtig, da aus dem Ergebnis dieser Subgruppe auf die Möglichkeit einer wirksamen und verträglichen Sekundärprävention geschlossen werden kann. In den genannten Studien waren die Ergebnisse bei Patienten mit früherem Schlaganfall nicht von der Gesamtgruppe unterschiedlich. Dies gilt besonders auch für die geringere Rate der intrazerebralen und intrakraniellen Blutungskomplikationen.

So wurde in einer prädefinierten Subgruppenanalyse untersucht, ob sich die Wirksamkeit und Sicherheit von Rivaroxaban im Vergleich zu Warfarin zwischen den Subgruppen der Patienten mit und ohne Schlaganfall/TIA in der Anamnese sowie gegenüber der gesamten ROCKET AF-Studienpopulation (n = 14 264) unterscheidet [44]. 7468 Patienten der Gesamtgruppe (52 %) hatten einen Schlaganfall (n = 4907) oder eine TIA (n = 2561) in der Anamnese, 6796 (48 %) nicht. Der primäre Endpunkt (Schlaganfälle und systemische Ischämien, s. S. 64) pro 100 Personenjahre trat in den beiden Subgruppen konsistent zu den Ergebnissen der Gesamtgruppe auf: bei den Patienten mit anamnestischen Schlaganfall/TIA in 2,79 % (Rivaroxaban) vs. 2,96 % (Warfarin); Hazard Ratio (HR) 0,94 (95 %-KI 0,77–1,16); bei den Patienten ohne früheren Schlaganfall/TIA in 1,44 vs. 1,88 %; HR 0,77 (95 %-KI 0,58–1,01). Die Ergebnisse der Subgruppen unterschieden sich voneinander nicht signifikant (p = 0,23). Auch die Gesamtblutungsraten waren konsistent zum Ergebnis des Gesamtkollektivs und in beiden Subgruppen vergleichbar (p = 0,08): mit früherem Schlaganfall/TIA 13,31 % (Rivaroxaban) vs. 13,87 % (Warfarin); HR 0,96 (95 %-KI 0,87–1,07), ohne 16,69 vs. 15,19 %; HR 1,10 (95 %-KI 0,99–1,21). Da sich die Wirksamkeit und Sicherheit in beiden Subgruppen nicht signifikant unterschied, unterstützen diese Ergebnisse den Einsatz von Rivaroxaban als Alternative zu Warfarin sowohl in der Primär- als auch in der Sekundärprävention von Schlaganfällen bei Patienten mit nicht-valvulärem Vorhofflimmern und mindestens einem Risikofaktor.

Wichtig in der primären und sekundären Schlaganfallprävention bei Patienten mit VHF ist auch, dass die Rate der hämorrhagischen Schlaganfälle gering ist. Hierzu wurde eine signifikante Überlegenheit der neuen Substanzen gegenüber Warfarin gezeigt. Da diese Insulte die Patienten oft besonders gefährden und ihre Prognose besonders beeinträchtigen, ist die Risikoreduktion für hämorrhagische Schlaganfälle unter neuen oralen Antikoagulanzien besonders bemerkenswert.

Die Schlaganfall-Sekundärprävention bei Patienten mit VHF wird durch die neuen Substanzen unkomplizierter und unproblematischer. Bei Rivaroxaban reicht die tägliche Einmalgabe einer Standarddosierung aus, um den Patienten einen mindestens gleichwertigen Schutz vor Schlaganfällen bei optimiertem Sicherheitsprofil zu geben. Die bei Vitamin-K-Antagonisten notwendigen Routineuntersuchungen bleiben aus und das Interaktionspotenzial mit Arzneimitteln und Nahrungsbestandteilen ist viel geringer. All dies trägt aus neurologischer Sicht zu einer besseren Compliance in der Sekundärprophylaxe bei.

Im Bereich des Neurologen liegt auch die Entscheidung, was bei einem akuten Schlaganfall oder einer TIA eines Patienten mit VHF geschieht, der bereits eine orale Antikoagulation anwendet. Bei einem hämorrhagischen Schlaganfall wird die Antikoagulation unterbrochen, bei ischämischem Schlaganfall möglichst bald fortgesetzt [12] (Näheres in Abs. 3.4 „Spezielle Patientengruppen und Spezialsituationen", S. 42).

Bei einem Patienten mit akutem Schlaganfall oder TIA, dessen VHF erst nach dem Ereignis festgestellt wird, geht es dagegen um den Zeitpunkt des Beginns der Sekundärprävention. Zunächst wird der Blutdruck reguliert und eine intrazerebrale Blutung als Schlaganfallursache ausgeschlossen, bevor bei einem ischämischen Schlaganfall etwa 2 Wochen nach dem akuten Ereignis und bei einer TIA schon früher eine Antikoagulation begonnen wird. Das Vorgehen hängt aber noch von weiteren individuellen Faktoren ab, wie der Schwere des Schlaganfalls und dem Blutungsrisiko des Patienten [12, 61].

4 Symptomatische Therapie

Vorhofflimmern ist ein Anlass zu einer Therapie, deren allgemeine Ziele darin bestehen, akute Beschwerden durch VHF zu verringern, das Auftreten von Folgeerkrankungen, wie vor allem eines Schlaganfalls, zu verhindern, die Lebensqualität der Patienten zu verbessern und ihr Leben zu verlängern. Detaillierte Therapieziele sind in Tab. 4.1 genannt [12, 61, 65].

Tab. 4.1 Therapieziele bei Vorhofflimmern [12, 61].

- Symptomlinderung
- Frequenzkontrolle
- Rhythmuskontrolle
- Verhinderung der Progression
- Erhaltung der linksatrialen Funktion (Bedeutung für Thrombogenese und globale Herzfunktion)
- Verminderung der Klinikaufenthalte
- Verbesserung der Lebensqualität
- Prävention von Schlaganfällen und sonstigen Thrombembolien
- Vermeidung von Blutungen (Verbesserung der antithrombotischen Therapie)
- Optimale Behandlung kardiovaskulärer Grund- und Begleiterkrankungen
- Prävention des kognitiven Abbaus
- Prävention der Herzinsuffizienz
- Prävention sonstiger kardiovaskulärer Ereignisse
- Verminderung der Mortalität

Neben der Schlaganfallprävention, die sich nachweislich positiv auf die Prognose von Patienten mit VHF auswirkt, werden die Frequenzsenkungstherapie (Frequenzkontrolle), die Rhythmisierungstherapie (Rhythmuskontrolle) und die Therapie von Grund- und Begleiterkrankungen eingesetzt, um die mit dem VHF assoziierte Morbidität und Mortalität zu verringern. Die Therapiestrategie und Auswahl der Therapiemittel kann sich im Laufe der Erkrankung ändern [65, 68].

Trotz der verfügbaren Therapiemittel und -strategien sind die Morbidität und Mortalität durch VHF immer noch relativ hoch und bedeutend. Als eine besonders wichtige Maßnahme, um die gegenwärtige Situation zu verbessern, wird die möglichst frühe Therapie betrachtet. Je früher VHF behandelt wird, desto größer ist die Chance, es noch einmal zu beenden und den normalen Sinusrhythmus dauerhaft wiederherzustellen. Eine frühe, gezielte und alle

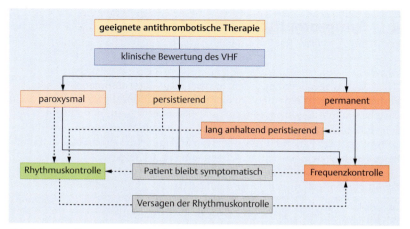

Abb. 4.1 Algorithmus zum Einsatz der Frequenz- und der Rhythmuskontrolle bei Patienten mit VHF (nach [12]). Erläuterungen im Text. (Die durchgezogenen Linien entsprechen der Erstlinienstrategie, gestrichelte Linien zeigen Rückzugsziele nach dem Versagen einer Strategie an, gepunktete Linien Alternativmaßnahmen für ausgewählte Patientengruppen.)

verfügbaren Maßnahmen koordinierende Therapie hat nach dieser These die größte Chance, den pathophysiologischen Vorgang zu unterbrechen, der VHF aufrechterhält. Um zu prüfen, ob eine frühe, umfassende und standardisierte Rhythmuskontrolle, die zusätzlich zur üblichen Therapie nach den ESC-Leitlinien von 2010 angewendet wird, das Therapieergebnis von Patienten mit VHF verbessert, wurde im Juli 2011 vom Kompetenznetz Vorhofflimmern (zusammen mit EHRA, der European Heart Rhythm Association) die prospektive, randomisierte, multizentrische EAST-Studie (Early comprehensive Atrial fibrillation Stroke prevention Trial) begonnen. An ihr sollen 3000 Patienten mit erhöhtem Schlaganfall- und Sterberisiko teilnehmen. Der primäre Endpunkt ist eine Kombination aus kardiovaskulärer Mortalität, Schlaganfall, akutem Herzversagen und Myokardinfarkt. Die Ergebnisse dieser für die zukünftige Therapiestrategie bei VHF wichtigen Studie sollen 2016 vorliegen [19, 61, 65, 68].

Die Abb. 4.1 zeigt, wie die Frequenz- und Rhythmuskontrolle bei Patienten mit VHF nach den Empfehlungen der ESC-Leitlinien von 2010 eingesetzt werden soll: Eine Frequenzkontrolle ist bei den meisten Patienten erforderlich, es sei denn die Herzfrequenz während des VHF ist bei eingeschränkter Funktion des AV-Knotens niedrig. Eine Rhythmuskontrolle kann zusätzlich zur Frequenzkontrolle notwendig sein, wenn der Patienten trotz adäquater Frequenzkontrolle symptomatisch bleibt. Paroxysmales VHF wird meistens zusätzlich mit Rhythmuskontrolle behandelt, vor allem wenn es symptomatisch ist und keine oder nur eine leichte kardiale Grunderkrankung vorliegt und wenn es noch möglich erscheint, den Sinusrhythmus wiederherzustellen. Wenn die Rhythmuskontrolle nicht erfolgreich ist, also permanentes VHF vorliegt, erhalten die Patienten nur eine Frequenzkontrolle. Im Falle von lang anhaltendem persistierenden VHF kann jedoch ein Versuch der Rhythmuskontrolle erwogen werden, sofern er noch nicht unternommen wurde [12].

4.1 Akuttherapie (Kardioversion)

Paroxysmales VHF hört in den meisten Fällen innerhalb von 48 Stunden ohne Therapie von selbst wieder auf. Wenn es länger anhält, besteht in der Regel eine Indikation, es zu behandeln. Dies geschieht durch medikamentöse oder elektrische Kardioversion, also durch die Gabe eines Antiarrhythmikums unter EKG-Kontrolle oder durch einen Stromstoß (oder mehrere Stromstöße) aus einem Defibrillator in Kurznarkose. Die elektrische Kardioversion bewirkt im Erfolgsfall ein sofortiges „Umspringen" von der absoluten Arrhythmie in einen normalen Sinusrhythmus, wobei die Frage jedoch ist, ob der Sinusrhythmus stabil bleibt (Näheres weiter unten) [12, 68].

Neben der Wiederherstellung des Sinusrhythmus hat die Akuttherapie vor allem drei Ziele: die Symptomlinderung, die Verbesserung der Herzfunktion und die Vermeidung von Thrombembolien. Zur akuten Beurteilung der Situation eines Patienten mit VHF gehört die Bestimmung des Schweregrades mittels EHRA-Score (Abs. 2.2), des Schlaganfallrisikos (Abs. 3.3) und des akuten kardiovaskulären Risikos bzw. aller erkennbaren Risikofaktoren für Komplikationen (Tab. **1.3**, S. 17). Auch sollte der Beginn der vorliegenden VHF-Episode möglichst genau bestimmt werden, um die klinische Form des VHF zu definieren und die notwendige Antikoagulation im Rahmen einer Kardioversion festzulegen (Abs. 3.4, S. 42) [12].

Patienten mit VHF und Zeichen einer akuten Herzinsuffizienz benötigen eine dringende Frequenzkontrolle und oft auch eine Kardioversion. Bei hämodynamisch beeinträchtigten Patienten mit VHF sollen die linksventrikuläre Funktion, die Funktion der Herzklappen und der rechtsventrikuläre Druck echokardiografisch bestimmt werden. Bei Patienten mit VHF und einem Schlaganfall oder einer TIA ist die Therapie dieser Komplikation vorrangig [12].

Da sowohl die absolute Arrhythmie als auch die damit in der Regel einhergehende hohe Kammerfrequenz zur Symptomatik und beeinträchtigten Hämodynamik von Patienten mit VHF beitragen, gehört nicht nur die Wiederherstellung des Sinusrhythmus, sondern auch die Kontrolle der Kammerfrequenz zur Akuttherapie. Ein großer Teil der Patienten benötigt eine **akute**

Frequenzkontrolle. Bei hämodynamisch stabilen Patienten lässt sich eine adäquate Herzfrequenz von 80–100 Schlägen pro Minute meistens durch orale Betablocker oder Nicht-Dihydropyridin-Kalziumantagonisten (Verapamil, Diltiazem) erreichen. Bei Patienten mit schwerer Symptomatik kann die i.v. Gabe von Metoprolol oder Verapamil nützlich sein, um die Leitungsgeschwindigkeit im AV-Knoten zu verringern. Bei Patienten mit stark eingeschränkter linksventrikulärer Funktion kann es erforderlich sein, Amiodaron zur Frequenzkontrolle einzusetzen [12].

Der kleine Anteil der bradykarden Patienten bei VHF kann auf i.v. Atropin (0,5–2 mg) mit einem adäquaten Frequenzanstieg reagieren. Viele Patienten mit symptomatischer Bradyarrhythmie benötigen aber entweder eine dringende Kardioversion oder die Implantation eines temporären Schrittmachers [12].

Die in der Akutsituation eingeleitete Frequenzkontroll-Therapie wird dann in eine langfristige übergeleitet (Abs. 4.3).

Eine **akute Rhythmuskontrolle** benötigen v.a. die Patienten, die (auch nach akuter Frequenzkontrolle noch) eine schwerwiegende Symptomatik aufweisen. Die Kardioversion zum Sinusrhythmus kann pharmakologisch oder elektrisch erfolgen. Bei der pharmakologischen Kardioversion erhält der Patient eine i.v. Bolusgabe oder eine orale Dosis eines Antiarrhythmikums. Während der Bolusgabe und etwa für die halbe Eliminationshalbwertszeit des Medikaments bleibt der Patient unter EKG-Kontrolle, um mögliche proarrhythmische Wirkungen des Medikamentes, die zu einer ventrikulären Arrhythmie, einem Sinusknoten-Stillstand oder einem AV-Block führen können, sofort zu erkennen. In Tab. 4.2 sind die zur pharmakologischen Kardioversion verwendeten Antiarrhythmika und ihre Dosierungen genannt [12].

Das neue Antiarrhythmikum Vernakalant, das früh aktivierte K^+- und frequenzabhängige Na^+-Kanäle blockiert und die atriale Refraktärzeit verlängert, bewirkt eine schnelle Kardioversion (innerhalb von etwa 1 Stunde) bei 50% der Patienten mit VHF. Vernakalant gilt als ähnlich effektiv und verträglich wie die bisherige Standardtherapie. Häufigste unerwünschte Wirkungen sind Geschmacksstörungen, Niesen, Hypotonie und Bradykardie [27, 72, 117].

Die **elektrische Kardioversion** in Kurznarkose führt im Erfolgsfall zu einer unmittelbaren Beendigung des VHF, was sich anhand von mindestens 2 konsekutiven P-Wellen nach Gabe des Stromstoßes dokumentieren lässt. Die Wahrscheinlichkeit der Wiederherstellung des Sinusrhythmus lässt sich durch Vorbehandlung mit Antiarrhythmika erhöhen. Biphasische externe Defibrillatoren sind wirksamer als monophasische. Die anteroposteriore Platzierung der Elektroden ist effektiver als die anterolaterale. Bei hämodynamisch stabilen Patienten ohne schwere Herzkrankheit ist auch eine ambulante elektrische Kardioversion möglich. Danach muss aber ein mindestens 3-stündiges

Tab. **4.2** Antiarrhythmika und ihre Dosierungen zur pharmakologischen Kardioversion (nach [12]).

Wirkstoff	Dosis	Risiken
Amiodaron	5 mg/kg i.v. über 1 h Folgedosis: 50 mg/h	Phlebitis, Hypotonie, Senkung der Herzfrequenz, verzögerte Konversion zum Sinusrhythmus
Flecainid	2 mg/kg i.v. über 10 min oder 200–300 mg oral (möglichst unter gleichzeitiger Hemmung des AV-Knotens)	Ungeeignet für Pat. mit beträchtlicher struktureller Herzerkrankung, Verlängerung von QRS. **Cave:** Steigerung der Herzfrequenz durch Konversion zu (langsamem) Vorhofflattern mit 1:1-Überleitung auf die Ventrikel, oft mit Aberranz
Propafenon	2 mg/kg i.v. über 10 min oder 450–600 mg oral	Ungeeignet für Pat. mit beträchtlicher struktureller Herzerkrankung, Verlängerung der QRS-Dauer, leichte Senkung der Herzfrequenz. **Cave:** Steigerung der Herzfrequenz durch Konversion zu (langsamem) Vorhofflattern mit 1:1-Überleitung auf die Ventrikel
Vernakalant	3 mg/kg i.v. über 10 min Folgedosis: nach 10–15 min Pause 2 mg/kg i.v. über 10 min	Hypotonie, Bradykardie; Vorsicht bei chronischer Herzinsuffizienz NYHA I und II, kontraindiziert bei NYHA III und IV.

EKG- und hämodynamisches Monitoring in der Ambulanz oder Praxis erfolgen [12].

Mögliche Komplikationen einer Kardioversion sind Thrombembolien und Arrhythmien sowie bei elektrischer Kardioversion auch Narkosefolgen (vor allem eine Hypoventilation) und Hautverbrennungen. Thrombembolien, die bei 1–2 % der Patienten nach Kardioversion auftreten, können durch eine adäquate Antikoagulation vor und nach der Intervention und durch einen echokardiografischen Ausschluss von linksatrialen Thromben vor der Intervention verringert werden (Näheres siehe Abs. 3.4, S. 42). Bei Patienten mit Dysfunktion des Sinusknotens, v.a. bei älteren Patienten mit struktureller Herzerkrankung, kann eine Kardioversion zu einem verlängerten Sinusknoten-Stillstand führen. Die Gefahr von gefährlichen Arrhythmien, etwa einer ventrikulären Tachykardie oder eines Kammerflimmerns, im Rahmen einer Kardioversion ist durch Hypokaliämie oder Digitalis-Überdosierung erhöht [12].

Für ein Rezidiv des VHF nach einer Konversion, das unmittelbar innerhalb weniger Minuten, früh während der ersten 5 Tage oder spät nach mehr als 5 Tagen erfolgen kann, wurden folgende Dispositions- und Risikofaktoren identifiziert: höheres Alter, Anzahl der früheren Rezidive, vergrößerter linker Vorhof, koronare Herzerkrankung, Herzklappenerkrankung, Tachykardie, ektope atriale Erregungszentren und variable atriale Reizleitung [12].

4.2 Therapie der Grunderkrankungen

VHF entsteht in den meisten Fällen auf der Basis von akuten oder chronischen Grunderkrankungen, durch deren Behandlung entweder schon eine Normalisierung der Rhythmusstörung erreicht, die Wirksamkeit der übrigen Therapie verbessert und/oder die Inzidenz von Komplikationen verringert wird. Die wichtigsten Grunderkrankungen (siehe dazu auch Abs. 1.2) und Hinweise zu ihrer Behandlung bei Patienten mit VHF enthält Tab. 4.3.

4.3 Therapie des Vorhofflimmerns bei bestimmten Grunderkrankungen (Lit. s. [12])

Die Therapie von **Patienten über 80 Jahren** mit VHF, das in dieser Altersgruppe eine Prävalenz von über 10% erreicht, hat einige Besonderheiten. Zunächst kann die klinische Präsentation atypisch sein, mit ungewöhnlichen Beschwerden und Begleitsymptomen sowie oft mit subjektiv geringer Symptomatik durch Gewöhnung. Die Patienten haben durch ihr hohes Alter und meistens mehrere Begleiterkrankungen ein hohes Thrombembolie-Risiko (>4% jähr-

Tab. 4.3 Grunderkrankungen bei VHF und Hinweise zu ihrer Behandlung.

Grunderkrankung	Hinweise zur Therapie bei Vorhofflimmern
Arterielle Hypertonie	Antihypertensiva, besondere Bedeutung von ACE-Inhibitoren und Angiotensin-II-Rezeptorblocker (Upstream-Therapie, Abs. 4.7)
Koronare Herzerkrankung	Übliche Therapie: Ballondilatation, Stentimplantation (Abs. 3.4, S. 42), Bypass-Operation, Therapie der Risikofaktoren
Herzklappen- erkrankung	Operation (Klappenersatz oder Rekonstruktion), evtl. gleichzeitige operative Ablation im linken Vorhof (Abs. 4.9)
Herzinsuffizienz, Kardiomyopathie	Übliche Therapie der Herzinsuffizienz
Diabetes mellitus	Übliche Therapie
Hyperthyreose	Übliche Therapie
Chronisch obstruktive Lungenerkrankung	Übliche Therapie: Infektionsprävention und -therapie, Bronchodilatatoren (aber Abs. 4.3, S. 83), evtl. Sauerstoff

lich). Nach dem CHA_2DS_2-VASc-Score besteht infolge der Bewertung des Alters ab 75 Jahren mit 2 Scorepunkten grundsätzlich eine Indikation für eine orale Antikoagulation, sofern nicht ein sehr hohes Blutungsrisiko oder Kontraindikationen dagegen sprechen. In klinischen Studien mit Vitamin-K-Antagonisten wurde für ältere Patienten ein günstiges Nutzen-Risiko-Verhältnis der oralen Antikoagulation mit klarer Reduktion der Inzidenz ischämischer Schlaganfälle bei nur leichtem Anstieg der Blutungsraten gegenüber jüngeren Patienten gezeigt. In den entsprechenden Subgruppen von Studien mit neuen oralen Antikoagulanzien wurde in der hohen Altersgruppe eine ähnliche und tendenziell sogar höhere Wirksamkeit und Sicherheit als in jüngeren Altersgruppen gezeigt [41, 92]. Eine elektrische Kardioversion wird bei älteren Patienten seltener angewendet, da diese häufiger ein permanentes VHF haben und da ein wiederhergestellter Sinusrhythmus bei ihnen oft nicht lange erhalten bleibt. Zur Frequenzkontrolle werden die üblichen Medikamente angewendet, allerdings Betablocker nur vorsichtig oder gar nicht bei älteren Patienten mit chronisch obstruktiver Lungenerkrankung (COPD). Das Risiko für proarrhythmische Effekte von Antiarrhythmika ist erhöht.

Die Therapie von Patienten mit VHF und **arterieller Hypertonie** folgt, was das VHF betrifft, weitgehend den normalen Empfehlungen. Interaktionen der angewendeten Antihypertensiva mit der übrigen Medikation sind zu beachten. Zur bevorzugten Anwendung von ACE-Inhibitoren und Antithrombin-II-(AT-II-)Rezeptorblockern siehe Abs. 4.7 „Upstream-Therapie".

Patienten mit **akutem Koronarsyndrom (ACS)** und VHF haben ein erhöhtes Risiko für Komplikationen und eine erhöhte Letalität. Empfehlungen zu besonderen Therapiestrategien, wie zur Antikoagulation nach Stentimplantation (Abs. 3.4, S. 42), beruhen weitgehend auf Expertenkonsens. Bei hämodynamisch instabilen Patienten mit VHF und ACS kann eine elektrische Kardioversion dringlich sein. Zur Frequenzsenkung und gleichzeitigen Senkung des kardialen Sauerstoffbedarfs sind die üblichen Medikamente indiziert. Bei ACS mit schwerer linksventrikulärer Dysfunktion können Digoxin und/oder i.v. Amiodaron eine geeignete Alternative zur Frequenzsenkung sein.

Die Therapie von VHF bei **Herzklappenerkrankungen** folgt weitgehend den üblichen Empfehlungen. In der Regel wird jedoch neben der frühzeitigen Behandlung der Grundkrankheit eine Frequenzkontrolle bevorzugt, da die dauerhafte Einhaltung eines Sinusrhythmus nur selten gelingt. Wegen des hohen Thrombembolie-Risikos der Patienten ist eine orale Koagulation grundsätzlich indiziert, wenn sie möglich ist. Für die neuen Antikoagulanzien liegen bisher noch keine Studienergebnisse vor.

Bei der Therapie von Patienten mit VHF und **Herzinsuffizienz** ist zu berücksichtigen, dass VHF eine Herzinsuffizienz akut verschlechtern kann und dass die Patienten ein besonders hohes Thrombembolie-Risiko haben. Eine orale

Antikoagulation ist daher – wenn immer möglich – generell indiziert. Zur Frequenzkontrolle werden Betablocker bevorzugt, aber eine Kombination aus Betablocker und Digoxin kann noch effektiver als die Monotherapie sein. Bei Patienten mit erhaltener linksventrikulärer Funktion kann auch Diltiazem in Kombination mit Digoxin eingesetzt werden. Die Rhythmuskontrolle ist bei herzinsuffizienten Patienten mit VHF der Frequenzkontrolle nicht überlegen. Basierend auf kleinen Studien kann allerdings eine Katheterablation in ausgewählten Fällen auch die Herzinsuffizienz hinsichtlich der linksventrikulären Funktion, Leistungsfähigkeit und Lebensqualität verbessern.

Bei Patienten mit **hypertropher Kardiomyopathie** kann VHF die Erkrankung ebenfalls akut verschlechtern. Wenn VHF auftritt und keine atrialen Thromben nachweisbar sind, ist in der Regel eine elektrische oder medikamentöse Kardioversion indiziert. Wahrscheinlich ist Amiodaron das wirksamste Antiarrhythmikum, um einem Rezidiv von VHF vorzubeugen. Zur Frequenzkontrolle sind die üblichen Wirkstoffe geeignet. Die Ablation ist bei hypertropher Kardiomyopathie etwas weniger effektiv als in der Gesamtpopulation der Patienten mit VHF. Bei Patienten mit refraktärem, symptomatischen VHF nach Anwendung verschiedener Antiarrhythmika inklusive Amiodaron führt die Katheterablation, bezogen auf einen Zeitraum von 3 Jahren, bei etwa zwei Drittel der Patienten zu einem Sinusrhythmus und einer Verbesserung der NYHA-Funktionsklasse. Patienten mit deutlicher Vorhofvergrößerung und schwerer diastolischer Dysfunktion haben ein höheres Rezidivrisiko. Patienten mit VHF und hypertropher Kardiomyopathie sollen generell eine orale Antikoagulation erhalten, wenn keine Kontraindikation besteht.

Bei der Therapie von Patienten mit VHF und **Diabetes mellitus** ist die Behandlung weiterer Risikofaktoren, z.B. durch Blutdruckeinstellung oder Lipidsenkung mit Statinen, wichtig. Die meisten Patienten benötigen zudem eine orale Antikoagulation.

Die Therapie von Patienten mit VHF und **Hyperthyreose** kann sich dann auf die Behandlung der Grunderkrankung beschränken, wenn diese Therapie allein zur Wiederherstellung des Sinusrhythmus führt. Bei weiter bestehendem VHF soll immer zuerst eine euthyreote Situation herbeigeführt werden, bevor eine medikamentöse oder elektrische Kardioversion erfolgt. Bei hyperthyreoten Patienten ist diese Maßnahme meistens erfolglos. Wenn Amiodaron zu Hyperthyreose führt, muss es abgesetzt werden, u.U. sind weitere Maßnahmen notwendig (siehe einschlägige Literatur). Betablocker, die bei ausgeprägter Hyperthyreose auch i.v. angewendet werden, sind zur Frequenzsenkung nützlich, Diltiazem und Verapamil sind Alternativen. Bei vorhandenem Schlaganfallrisiko ist eine orale Antikoagulation erforderlich.

Die Therapie von Patienten mit **chronischer Lungenerkrankung** und VHF beginnt ebenfalls mit der adäquaten Behandlung der Grunderkrankung. Erst danach hat eine Rhythmuskontrolle Aussicht auf Erfolg. Dazu kann i.v. Flecainid und bei hämodynamisch instabilen Patienten eine elektrische Kardioversion angewendet werden. Zu beachten ist, dass Bronchodilatatoren wie Theophyllin und Betaadrenergika das Risiko für VHF erhöhen. Bei Patienten mit Bronchospasmen sind nicht selektive Betablocker, Sotalol und Propafenon kontraindiziert. Zur Frequenzkontrolle werden vor allem Nicht-Dihydropyridin-Kalziumantagonisten eingesetzt. Auch Beta-1-selektive Betablocker wie Bisoprolol in niedriger Dosis sind wirksam und werden von den Patienten oft toleriert.

Bei Patienten mit VHF und **autonomer Dysfunktion** mit Überwiegen des Sympathikus sind Betablocker nützlich. Bei überwiegendem Parasympathikus kann ein Schrittmacher erforderlich sein.

Postoperatives VHF tritt relativ häufig nach Herzoperationen auf, besonders am zweiten bis vierten postoperativen Tag. Prophylaktisch wurden u.a. Betablocker, Sotalol und Amiodaron erfolgreich eingesetzt. Beta-1-selektive Betablocker waren am wirksamsten, wenn sie mindestens 1 Woche vor und nach dem Eingriff angewendet wurden. Das Absetzen eines aus anderer Indikation verabreichten Betablockers vor einer Operation erhöhte das Risiko für postoperatives VHF. Amiodaron beugte postoperativem VHF ebenfalls vor und reduzierte auch die postoperative Inzidenz von Schlaganfällen und ventrikulären Tachyarrhythmien, nicht aber die postoperative Mortalität. Auch Sotalol verringerte die Inzidenz von postoperativem VHF. Da Hypomagnesiämie ein Risikofaktor für postoperatives VHF ist, reduzierte die prophylaktische i.v. Magnesium-Gabe dessen Inzidenz. Dies gelang auch mit Statinen und Kortikosteroiden.

Postoperatives VHF bei hämodynamisch stabilen Patienten konvertiert in den meisten Fälle innerhalb von 24 Stunden spontan wieder in einen Sinusrhythmus. Die Therapie besteht in der Korrektur von Dispositionsfaktoren, also in einer adäquaten Schmerztherapie, hämodynamischen Optimierung, im Ausschleichen von Inotropika, in der Normalisierung von Elektrolyten und metabolischen Störungen sowie in der Behandlung von Anämie und Hypoxie. Bei Patienten mit starker VHF-bedingter Symptomatik oder schwieriger Frequenzkontrolle kann eine Kardioversion erfolgen. Eine elektrische Kardioversion ist zwar fast immer erfolgreich, in der Praxis wird aber eher eine medikamentöse Kardioversion durchgeführt. Zur Frequenzkontrolle bei hämodynamisch instabilen Patienten sind kurzwirksame Betablocker (z.B. Esmolol) nützlich, Nicht-Dihydropyridin-Kalziumantagonisten sind eine Alternative. Wenn das postoperative VHF länger als 48 Stunden anhält, ist das Schlaganfallrisiko erhöht und eine orale Antikoagulation erforderlich.

4.4 Frequenzsenkung (Lit. s. [12])

Die Initialtherapie von VHF soll neben der antithrombotischen Therapie, die bei vorliegender Indikation möglichst bald einsetzen sollte, eine Kontrolle der Herzfrequenz enthalten. Eine Frequenzkontrolle ist bei den meisten Patienten erforderlich. Sie kann die mit dem VHF verbundene Symptomatik (Abs. 2.1) und die hämodynamische Situation des Patienten deutlich verbessern. Wenn das eigentliche spätere Ziel in der Wiederherstellung und langfristigen Erhaltung des Sinusrhythmus besteht (Abs. 4.5), wird die Frequenzkontrolle so lange fortgeführt, bis ein kontinuierlicher Sinusrhythmus nachweisbar ist. Die Herzfrequenz muss immer dann adäquat kontrolliert werden, wenn VHF erneut auftritt.

Möglicherweise erweist sich im weiteren Verlauf die initial gewählte Strategie der Frequenzkontrolle als unzureichend und wird durch eine Rhythmuskontrolle ersetzt oder meistens ergänzt. Eine Rhythmuskontrolle kann zusätzlich erforderlich sein, wenn der Patient trotz adäquater Frequenzkontrolle weiterhin Beschwerden hat. Die Rhythmuskontrolle kann z. B. wegen besonders ausgeprägter Symptomatik oder bei jüngeren Patienten mit VHF auch als initiale Therapiestrategie gewählt werden. Paroxysmales VHF wird meistens durch Rhythmuskontrolle behandelt, besonders wenn es symptomatisch ist und keine oder nur eine leichte kardiale Grunderkrankung vorliegt. Dies geschieht auch unter der Vorstellung, dass im Frühverlauf des VHF die Chance zur Wiederherstellung und Erhaltung des Sinusrhythmus besonders groß ist. Bei vielen Patienten werden Rhythmus- und Frequenzkontrolle zeitweilig kombiniert.

Grundsätzlich wird die **Entscheidung zwischen einer Frequenzkontroll- und einer Rhythmuskontroll-Strategie** individuell getroffen (s. dazu auch Abb. 4.1). Wichtige Kriterien dieser Entscheidung sind die Symptomatik und der Schweregrad (Tab. 2.2) sowie Faktoren, die den Erfolg der Rhythmuskontrolle beeinflussen. Folgende Faktoren wirken sich negativ auf deren Erfolgsaussichten aus: eine längere Dauer des VHF, ein höheres Alter, ein erweiterter linker Vorhof sowie ausgeprägte Grund- und Begleiterkrankungen. Wenn eine Rhythmuskontrolle definitiv nicht erfolgreich ist und zur Rekurrenz von VHF geführt hat, erhalten die Patienten weiterhin nur eine Frequenzkontrolle.

Welche Herzfrequenz für Patienten mit VHF hinsichtlich ihrer Symptomatik, Lebensqualität, Morbidität und Mortalität optimal ist, ist derzeit noch unklar und hängt auch von individuellen Gegebenheiten ab. Zwei Strategien sind in der Praxis üblich:

- Die strenge Frequenzkontrolle zielt auf eine Herzfrequenz < 80 Schlägen pro Minute in Ruhe und < 110 Schlägen pro Minute bei mäßiger Anstrengung.

- Bei der **weniger strengen („milden") Frequenzkontrolle** wird eine Frequenz < 110 Schlägen pro Minute als therapeutisches Ziel gewählt. Diese Vorgabe erscheint initial dann vertretbar, wenn die Patienten keine starken Beschwerden wegen hoher Herzfrequenz haben.

Die Empfehlung, bei Patienten ohne starke Beschwerden durch die erhöhte Herzfrequenz eine Ruheherzfrequenz unter 110 Schlägen pro Minute anzustreben, geht auf die RACE-2-Studie (RAte Control Efficacy in permanent atrial fibrillation 2, [125]) zurück. Sie zeigte, dass die „milde" Kontrolle innerhalb von 3 Jahren zu der gleichen Inzidenz des kombinierten Endpunktes aus kardiovaskulärer Mortalität, Klinikaufenthalten wegen Herzinsuffizienz, Schlaganfall, peripheren Embolien, Blutungen und lebensbedrohlichen Arrhythmien führte wie die strenge Kontrolle mit einer angestrebten Ruhefrequenz < 80 Schlägen pro Minute und einer Frequenz bei mäßiger Belastung < 110 pro Minute (Abb. 4.2).

Bestehen jedoch unter der milden Kontrolle weiterhin Beschwerden, soll zu einer strikteren Kontrolle gewechselt bzw. eine Rhythmuskontrolle erwogen werden. Bei der strikteren Kontrolle wird die Herzfrequenz so weit gesenkt, bis der Patient entweder asymptomatisch ist, die Beschwerden erträglich sind oder erkennbar ist, dass die Beschwerden nicht auf der erhöhten Herzfrequenz beruhen.

Die Herzfrequenz bei Patienten mit VHF hängt hauptsächlich von den Überleitungsverhältnissen und der Refraktärität des AV-Knotens sowie vom Sympathiko- bzw. Parasympathikotonus ab. Die Auswahl der **Medikamente zur Frequenzkontrolle** wird u. a. durch das Alter des Patienten, Begleiterkran-

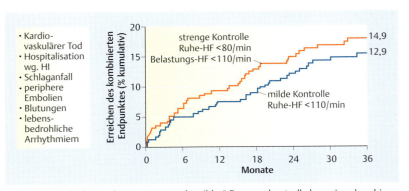

Abb. 4.2 Vergleich zwischen strenger und „milder" Frequenzkontrolle bez. eines kombinierten Endpunktes (siehe Text). Die „milde" Kontrolle war der strengen Kontrolle nicht unterlegen (p = 0,001) (nach [125]).

kungen und das Therapieziel bestimmt. Meistens werden Betablocker, Nicht-Dihydropyridin-Kalziumantagonisten oder Digitalis eingesetzt. Auch Kombinationen können notwendig sein, bei Patienten mit Herzinsuffizienz bevorzugt aus Betablocker und Digitalis. Zudem werden Dronedaron und bei sonst refraktärer Frequenzkontrolle Amiodaron eingesetzt.

Betablocker sind besonders nützlich bei Patienten mit VHF und hohem Sympathikotonus oder symptomatischer KHK. Sie sind auch zur strengen Frequenzkontrolle geeignet. Verapamil und Diltiazem werden zur akuten und zur chronischen Frequenzkontrolle bei VHF eingesetzt. Wegen ihres negativ inotropen Effektes sollen Patienten mit systolischer Herzinsuffizienz nicht damit behandelt werden. Digoxin und Digitoxin bewirken nur in Ruhe eine effektive Frequenzkontrolle, nicht aber bei Belastung. Sie sind daher bei Patienten, die sich sportlich oder durch körperliche Arbeit belasten, eher ungeeignet. Digoxin oder Digitoxin können bei Patienten mit oder ohne Herzinsuffizienz mit Betablockern kombiniert werden. Eine Digoxin-Therapie soll immer vorsichtig begonnen werden.

Dronedaron verringert die Kammerfrequenz in Ruhe und bei Belastung. Seine Wirkung addiert sich zur Wirkung anderer Frequenzsenker. Amiodaron senkt die Kammerfrequenz ebenfalls effektiv. Bei hämodynamisch beeinträchtigten Patienten wird i.v. Amiodaron gut vertragen. Wenn sonstige Maßnahmen zur Frequenzkontrolle unwirksam sind, kann Amiodaron auch zur

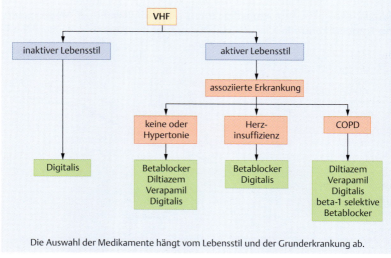

Abb. **4.3** Auswahl-Algorithmus der Medikamente zur Frequenzkontrolle (nach [12]).

dauerhaften Behandlung verwendet werden. Ein ursprünglich zur Rhythmuskontrolle eingesetztes Amiodaron kann zur Frequenzkontrolle weiter angewendet werden, wenn die Patienten ein permanentes VHF entwickelt haben. Mögliche schwere unerwünschte Wirkungen (Hyper- und Hypothyreose, Bradykardie) sind zu beachten. Der Auswahl-Algorithmus für Medikamente zur Frequenzkontrolle ist in Abb. **4.3** dargestellt.

Die ca. 10 000 Patienten im deutschen Register des Kompetenznetzes Vorhofflimmern erhielten im Beobachtungszeitraum 2004–2006 zur Frequenzkontrolle meistens Betablocker (bei 66 %) oder Digitalis (36 %). Patienten mit paroxysmalem VHF wurden zu 67 % und Patienten mit Erstepisode zu 74 % mit Betablockern behandelt. Digitalis erhielten 21 % der Patienten mit paroxysmalem und 35 % mit persistierendem VHF. Auch bei Patienten mit permanentem VHF wurden Betablocker (59 %) und Digitalis (51 %) häufiger angewendet als Kalziumantagonisten (Verapamil bei 10 %, Diltiazem bei 1 %) [86].

4.5 Rhythmisierung

Da VHF fast immer eine chronisch progrediente Erkrankung ist, verringert sich die Chance für die dauerhafte Wiederherstellung des Sinusrhythmus in der Regel mit der Dauer der Erkrankung. Wahrscheinlich existiert nur eine begrenzte, individuell unterschiedliche Zeitspanne, in der eine medikamentöse antiarrhythmische Behandlung sinnvoll ist. Aus diesem Zusammenhang ergeben sich neue Vorschläge für eine Rhythmuskontroll-Strategie, die über die derzeit aktuellen ESC-Leitlinien von 2010 hinausreichen. Hier werden zunächst die Leitlinien-Empfehlungen und danach die neuen Vorschläge erläutert [12, 68].

Eine Rhythmuskontrolle ist normalerweise dann sinnvoll, wenn VHF zu einer belastenden Symptomatik geführt hat, die durch Frequenzkontrolle allein nicht oder nicht ausreichend gelindert wird. Die Akuttherapie in Form der medikamentösen oder elektrischen Kardioversion wurde bereits im Abs. 4.1 behandelt. Hier geht es um die dauerhafte Therapie mit Antiarrhythmika. Die ablativen Strategien zur Rhythmuskontrolle folgen in den Abs. 4.8 und 4.9.

Antiarrhythmika wie Flecainid, Propafenon, Sotalol, Dronedaron oder Amiodaron erzielen ihre rhythmisierende Wirkung im Allgemeinen, indem sie die Dauer der Aktionspotenziale in den Vorhöfen durch Beeinflussung von Ionenkanälen verlängern. In großen Studien ließ sich die Wahrscheinlichkeit, dass der Sinusrhythmus nach einer Kardioversion dauerhaft erhalten bleibt, durch Antiarrhythmika in etwa verdoppeln. Wegen des chronisch progredienten Charakters der Vorhoferkrankung, die dem VHF zugrunde liegt, werden Antiarrhythmika in der Regel mit Therapiemaßnahmen kombiniert, welche die

Grunderkrankungen (z. B. Bluthochdruck, Diabetes mellitus) und Risikofaktoren (z. B. Rauchen, Alkoholkonsum) des Patienten einbeziehen [68].

Primäres Argument für die Entscheidung zu einer dauerhaften medikamentösen Rhythmuskontrolle ist die Linderung der durch VHF bedingten Beschwerden. Dabei soll aber nicht nur die Wirksamkeit der Therapie, sondern auch die Sicherheit des Patienten im Vordergrund stehen. Wesentliche Prinzipien der Antiarrhythmika-Therapie sind in Tab. 4.4 zusammengefasst [12].

Tab. 4.4 Prinzipien der Therapie mit Antiarrhythmika (nach [12]).

- Hauptsächliche Therapiemotivation ist die Linderung der durch VHF bedingten Beschwerden.
- Die Auswahl des Antiarrhythmikums soll primär auf Sicherheits- und dann erst auf Wirksamkeitserwägungen beruhen.
- Wenn *ein* Antiarrhythmikum nicht mehr wirksam ist, lässt sich möglicherweise mit einem anderen noch ein klinisch akzeptables Ergebnis erzielen.
- Die dauerhafte Erhaltung des Sinusrhythmus gelingt mit Antiarrhythmika nur mäßig.
- Schon die Verzögerung von VHF-Rezidiven durch Antiarrhythmika kann als klinischer Erfolg gelten.
- Durch Antiarrhythmika induzierte Proarrhythmien und extrakardiale Nebenwirkungen sind zu beachten.

Zur dauerhaften medikamentösen Rhythmuskontrolle werden Betablocker (in bestimmten Indikationen) sowie hauptsächlich Flecainid, Propafenon, Sotalol, Amiodaron, Dronedaron und gelegentlich Disopyramid eingesetzt.

Betablocker sind zur Prävention eines rezidivierenden VHF bei Hyperthyreose und belastungsinduziertem VHF geeignet.

Flecainid beugt einem VHF-Rezidiv vor und kann bei Patienten ohne ausgeprägte strukturelle Herzerkrankung angewendet werden, nicht aber bei KHK oder verringerter linksventrikulärer Ejektionsfraktion. Bei intraventrikulärer Leitungsverzögerung soll es allenfalls ausnahmsweise und nur vorsichtig eingesetzt werden. Nach Beginn der Therapie wird ein regelmäßiges EKG-Monitoring empfohlen. Steigt die QRS-Dauer gegenüber dem Therapiebeginn um > 25 %, besteht ein Proarrhythmie-Risiko. Dann sollte die Dosis reduziert oder die Therapie beendet werden. Auch nach einer Dosiserhöhung sollte die QRS-Dauer kontrolliert werden. Eine gleichzeitige Blockade des AV-Knotens wird empfohlen, da Flecainid VHF in Vorhofflattern umwandeln kann, das schnell auf die Ventrikel übergeleitetet wird. Zu beachten ist ferner, dass Flecainid renal ausgeschieden wird, so dass niereninsuffiziente Patienten mit besonderer Vorsicht zu behandeln sind.

Propafenon, das ebenfalls einer VHF-Rekurrenz vorbeugt, hat zusätzlich eine schwache Betablocker-Wirkung. Für die Indikationseinschränkungen, das Monitoring und die Vorsichtsmaßnahmen gilt dasselbe wie für Flecainid.

Sotalol beugt ebenfalls einem VHF-Rezidiv vor. Insgesamt ist es ebenso wie Propafenon weniger wirksam als Amiodaron. Bei Patienten mit KHK erreichte es jedoch eine ähnliche Wirksamkeit. Durch starke Verlängerung des QT-Intervalls (daher regelmäßiges Monitoring) und / oder Bradykardie kann eine Proarrhythmie entstehen. Bei einem QT-Intervall > 500 ms soll die Dosis reduziert oder die Therapie beendet werden. Ein erhöhtes Proarrhythmie-Risiko unter Sotalol haben Frauen sowie Patienten mit starker linksventrikulärer Hypertrophie, ausgeprägter Bradykardie, ventrikulärer Arrhythmie, Niereninsuffizienz, Hypokaliämie oder Hypomagnesiämie.

Amiodaron, das multiple Ionenkanäle inhibiert, beugt einem VHF-Rezidiv besser als Propafenon oder Sotalol vor. Es ist eine gute Therapieoption für Patienten mit häufigen Rezidiven von symptomatischem VHF unter der Therapie mit anderen Antiarrhythmika. Amiodaron kann im Gegensatz zu den meisten anderen Antiarrhythmika auch bei Patienten mit struktureller Herzerkrankung inklusive Herzinsuffizienz angewendet werden. Es hat aber auch ein Proarrhythmie-Risiko, weshalb die QT-Zeit regelmäßig bestimmt werden soll. Wegen seiner sonstigen unerwünschten Wirkungen (u. a. Hyper- und Hypothyreose) wird Amiodaron nicht als Mittel der ersten Wahl (außer z. B. bei schwerer Herzinsuffizienz), sondern erst nach Unwirksamkeit anderer Antiarrhythmika eingesetzt [12].

Dronedaron ist ebenfalls ein Inhibitor multipler Ionenkanäle. Seine Wirksamkeit, einen Sinusrhythmus zu erhalten, ist deutlich geringer als die von Amiodaron. Allerdings erwies sich Dronedaron in einer Vergleichsstudie mit Amiodaron als tendenziell verträglicher, und zwar vor allem bei Patienten ohne strukturelle Herzerkrankung und bei klinisch stabilen Patienten mit Herzerkrankung [70]. Eine Studie bei Patienten mit mittelgradiger bis schwerer akuter Herzinsuffizienz und VHF wurde jedoch vorzeitig abgebrochen, da es in der Dronedaron-Gruppe zu einer erhöhten Mortalität kam, die hauptsächlich auf einer Verschlechterung der Herzinsuffizienz beruhte (nicht auf mehr Proarrhythmien oder Fällen von plötzlichem Herztod) [67].

Für die Beurteilung von Dronedaron besonders interessant ist die ATHENA-Studie (A placebo-controlled, double-blind, parallel arm Trial to assess the efficacy of dronedarone 400 mg b.i.d. for the prevention of cardiovascular Hospitalisation or death from any cause in patiENts with Atrial fibrillation / atrial flutter; [47]), in der 4628 Patienten mit paroxysmalem oder persistierendem VHF oder Vorhofflattern und kardiovaskulären Risikofaktoren 30 Monate lang entweder mit 2 × 400 mg/d Dronedaron oder Placebo behandelt wurden. Den primären Endpunkt, kombiniert aus Gesamtmortalität und kardiovaskulär bedingten Klinikbehandlungen, erreichten 31,9 % der Patienten unter Dronedaron und 39,4 % unter Placebo, was einer signifikanten relativen Risikoreduktion von 24 % entsprach ($p < 0{,}0001$). Die kardiovaskuläre Mortalität war unter Dronedaron ebenfalls signifikant um 29% verringert, während die Mortalität durch Herzinsuffizienz in beiden Gruppen vergleichbar war. Eine Posthoc-Analyse ergab zudem ein geringeres Schlaganfallrisiko der mit Dronedaron behandelten Patienten, das unabhängig von der erhaltenen antithrombotischen Therapie bestand. Dies wurde als Hinweis gewertet, dass die Rhythmuskontrolle zur Schlaganfallprävention beiträgt.

In den ESC-Leitlinien wird Dronedaron sowohl bei Patienten mit weitgehend fehlender Herzerkrankung als auch bei struktureller Herzerkrankung wie linksventrikulärer Hypertrophie, KHK und Herzinsuffizienz (NYHA I/II) zur Vorbeugung einer VHF-Rekurrenz empfohlen. Eine Kontraindikation wird bei schwerer Herzinsuffizienz (NYHA III/IV) gesehen. Erst nach Ausarbeitung der Leitlinien-Empfehlungen (diese nicht grundsätzlich infrage stellend) sind Fälle von Leberschädigung unter Dronedaron, auch kurz nach Therapiebeginn, aufgetreten, die regelmäßige Leberfunktionstests erforderlich machen: vor Therapiebeginn, dann über 6 Monate monatlich, dann in Monat 9 und 12, danach regelmäßig. Wenn die GPT bzw. ALT auf mehr als das 3-Fache des oberen Normwerts ansteigt, soll der Wert innerhalb von 2–3 Tagen noch einmal kontrolliert werden. Bestätigt sich der genannte Anstieg, soll Dronedaron abgesetzt werden [12, 102].

In einer erst kürzlich veröffentlichen randomisierten, doppelblinden Studie wurde Dronedaron bei Patienten mit permanentem VHF gegen Placebo untersucht (PALLAS, Permanent Atrial Fibrillation Outcome Study Using Dronedarone on Top of Standard Therapy; [17]). Die Studie wurde vorzeitig abgebrochen, da wider Erwarten eine erhöhte Rate von Herzinsuffizienz, Schlaganfall und Tod aus kardiovaskulärer Ursache beobachtet wurde (HR 2,29; 95% Konfidenzintervall 1,34–3,94; p=0,002). Daher sollte Dronedarone nicht bei Patienten mit permanentem Vorhofflimmern eingesetzt werden [28].

VHF bei Patienten **ohne oder mit nur geringfügiger Herzerkrankung** kann mit allen genannten Antiarrhythmika behandelt werden. Amiodaron ist in dieser Gruppe reserviert für Patienten, bei denen die übrigen Antiarrhythmika unwirksam waren. VHF ohne oder mit nur geringfügiger Herzerkrankung, das klar erkennbar im Zusammenhang mit psychischem oder körperlichem Stress entsteht (adrenerges VHF) wird zunächst mit Betablockern und erst bei Unwirksamkeit mit anderen Antiarrhythmika behandelt. Disopyramid, das ansonsten wenig benutzt wird, hat anticholinerge Wirkungen und kann bei VHF mit erhöhtem Parasympathikotonus nützlich sein [12].

Bei Patienten mit VHF und kardialer Grunderkrankung (linksventrikuläre Hypertrophie, KHK, Herzinsuffizienz) sollen je nach Art der Erkrankung bestimmte Antiarrhythmika vermieden werden (Abb. **4.4**). Bei ausgeprägter Herzerkrankung werden nur Dronedaron und Amiodaron empfohlen, bei KHK auch noch Sotalol. Patienten mit schwerer oder kürzlich destabilisierter (Kliniktherapie) Herzinsuffizienz sollen nur Amiodaron erhalten, ansonsten ist grundsätzlich Amiodaron oder Dronedaron möglich. Für Amiodaron spricht die langjährige Erfahrung und die geringe kardiale Toxizität, gegen Amiodaron die allgemeine Toxizität, die bei Dosen > 200 mg/d besonders zu beachten ist. Für Dronedaron spricht vor allem die günstige Wirkung auf harte kardiovaskuläre Endpunkte in der ATHENA-Studie. Sofern Dronedaron zuerst eingesetzt wird und die Wirkung nachlässt, kann danach Amiodaron angewendet werden [12].

Bei Patienten mit VHF und **LV Hypertrophie** hat Sotalol ein erhöhtes Proarrhythmie-Risiko. Bei Flecainid und Propafenon ist das Proarrhythmie-Risiko ebenfalls erhöht, vor allem bei deutlicher Hypertrophie (linksventrikuläre Wanddicke > 1,4 cm) und gleichzeitiger KHK. Zu Dronedaron liegen keine systematischen Ergebnisse in dieser Indikation vor, es gilt aber als Therapieoption. Auch hier ist Amiodaron eine Option nach unzureichender Therapie mit Dronedaron [12].

Patienten mit VHF und **KHK** sollen kein Flecainid und kein Propafenon erhalten. Sotalol und Dronedaron sind hier die Therapie erster Wahl, Amiodaron ist wiederum das Ausweichmittel. In Abb. **4.4** ist die Therapieauswahl noch einmal dargestellt [12].

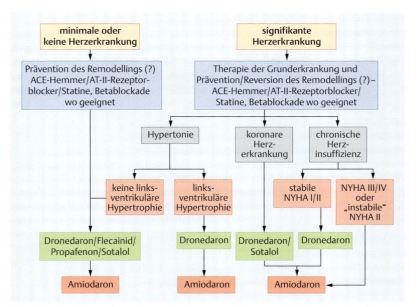

Abb. **4.4** Algorithmus der Antiarrhythmika-Auswahl (nach [12]). Die Antiarrhythmika sind alphabetisch sortiert.

Soweit die ESC-Leitlinien-Empfehlungen von 2010, die zahlreiche Experten für „zu lax" halten. Sie argumentieren: Diese Therapie kann zwar die Symptomatik lindern, aber die Rezidive von VHF im Langzeitverlauf oft nicht verhindern. Indessen spricht Vieles dafür, dass eine frühe, gezielte und alle verfügbaren Maßnahmen koordinierende Therapie den pathophysiologischen Vorgang unterbrechen könnte, der VHF aufrechterhält. Dadurch könnte ein durch Kardioversion wiederhergestellter Sinusrhythmus effektiver erhalten und könnten VHF-bedingte Komplikationen verhindern werden. In der angelaufenen EAST-Studie (S. 78) wird der Nutzen einer solchen Vorgehensweise untersucht, die über die ESC-Leitlinien-Empfehlungen von 2010 hinausgehen [19, 60]. Bis dahin sind die Überlegungen zur frühzeitigen Therapie von VHF beachtenswert, bedürfen aber dringend des Beleges für ein günstiges Nutzen-Risiko-Verhältnis.

Wie lange eine Therapie mit Antiarrhythmika dauern soll, wann und bei welchen Patienten sie abgesetzt werden kann, ist auch wegen unerwünschter Wirkungen der Antiarrhythmika ein wichtiges Praxisthema. Grundsätzlich ist es bei einzelnen Patienten denkbar, die Antiarrhythmika-Therapie einige Wochen bis Monate nach einer erfolgreichen Kardioversion zu reduzieren oder ganz abzusetzen. Die Strategie kann auch darin bestehen, Antiarrhythmika nur in Zeiten mit erhöhtem Risiko für eine VHF-Rekurrenz, z. B. vor und nach einer Operation, anzuwenden. Ein Absetzen der Antiarrhythmika-Therapie kommt auch für Patienten infrage, deren Grunderkrankungen, z. B. durch Herzklappenoperation, Gewichtsabnahme oder gute Blutdruckeinstellung, zuverlässig behandelt oder deren Trigger, z. B. durch ablative Isolierung der Lungenvenen (Abs. 4.8), ausgeschaltet wurden. Ein großer Teil der Patienten benötigt die Antiarrhythmika-Therapie aber so lange, bis das VHF von Arzt und Patient als permanentes VHF eingestuft wird. Danach wird die Rhythmuskontrolle eingestellt. Beim Absetzen von Antiarrhythmika ist immer Vorsicht geboten, da proarrhythmische Effekte auftreten können [19, 61, 68].

Die Frage nach der Dauer einer antiarrhythmischen Prophylaxe nach Kardioversion wurde in der Flec-SL-Studie (Flecainide Short-Long trial) untersucht [63]. In der Flec-SL-Studie gelang es jedoch nicht, die Nichtunterlegenheit einer kurzzeitigen, 4-wöchigen Prophylaxe mit Flecainid nach elektrischer Kardioversion gegenüber einer 6-monatigen Behandlung in der Verhinderung von persistierendem VHF zu zeigen. Dennoch dürfte die kurzzeitige antiarrhythmische Prophylaxe mit Flecainid nah Kardioversion sinnvoll sein bei Patienten mit erhöhtem Risiko für Nebenwirkungen oder Komplikationen.

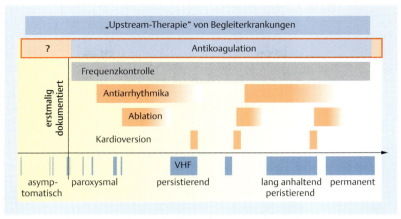

Abb. 4.5 „Orchestrierung" der verschiedenen Therapiemodalitäten bei Patienten mit VHF (nach [12]).

Die multimodale, zweckmäßig „orchestrierte" Kombination der verfügbaren Therapiemodalitäten im Bereich der Rhythmuskontrolle und darüber hinaus, also der Frequenzkontrolle, Kardioversion, dauerhaften oder zeitweiligen Antiarrhythmika-Therapie, interventionellen und operativen ablativen Therapie, Upstream-Therapie, Behandlung der Grunderkrankungen und antithrombotischen Therapie, könnte angesichts der vielfältigen Mechanismen, die zur Entstehung des VHF und seiner Komplikationen beitragen, einen synergistischen Nutzen für den Patienten entfalten, der umso größer sein könnte, je früher diese Therapie einsetzt. Abb. 4.5 gibt einen Überblick zur „Orchestrierung" der verschiedenen Therapiemodalitäten nach den ESC-Leitlinien von 2010 [12, 61].

Die Rhythmuskontrolle der ca. 10 000 Patienten im deutschen Register des Kompetenznetzes Vorhofflimmern im Beobachtungszeitraum 2004–2006 sah wie folgt aus: Eine medikamentöse oder elektrische Kardioversion oder eine Ablation erhielten 53,4 % der Patienten mit symptomatischem persistierenden VHF. Nach einer elektrischen Kardioversion wurden 45 % der Patienten mit Antiarrhythmika (Flecainid, Propafenon, Sotalol oder Amiodaron) behandelt. Antiarrhythmika im weiteren Verlauf erhielten 21,3 % der Patienten mit paroxysmalem oder persistierendem VHF. Die Antiarrhythmika-Therapie wurde bei etwa zwei Drittel der Patienten mit Frequenzkontrolle kombiniert [86].

Für die Praxis:

- Eine Frequenzkontrolle ist bei den meisten Patienten erforderlich. Eine Rhythmuskontrolle kann zusätzlich notwendig sein, wenn der Patient trotz adäquater Frequenzkontrolle symptomatisch bleibt.
- Paroxysmales VHF, das länger als 48 Stunden anhält, wird meistens mit Frequenz- und zusätzlich mit Rhythmuskontrolle behandelt, vor allem wenn es symptomatisch ist und der Patient keine oder nur eine leichte kardiale Grunderkrankung hat.
- Eine weniger strenge („milde") Frequenzkontrolle mit dem Ziel einer Kammerfrequenz in Ruhe <110 Schlägen pro Minute ist einer strengeren Einstellung nicht unterlegen. Bestehen jedoch weiterhin Beschwerden, soll zu einer strengeren Kontrolle gewechselt bzw. eine Rhythmuskontrolle erwogen werden. Bei der strengeren Kontrolle wird die Herzfrequenz so weit gesenkt, bis der Patient entweder asymptomatisch ist, die Beschwerden erträglich sind oder erkennbar ist, dass sie nicht auf einer hohen Kammerfrequenz beruhen.
- Zur Frequenzkontrolle werden meistens Betablocker, Nicht-Dihydropyridin-Kalziumantagonisten oder Digitalis, auch kombiniert, sowie u. U. Dronedaron und bei sonst refraktärer Frequenzkontrolle auch Amiodaron eingesetzt.
- Primäres Argument für die Entscheidung zu einer dauerhaften Antiarrhythmika-Therapie ist die Linderung VHF-bedingter Beschwerden. Dabei soll die Sicherheit des Patienten im Vordergrund stehen.
- Zur dauerhaften medikamentösen Rhythmuskontrolle werden Betablocker sowie hauptsächlich Flecainid, Propafenon, Sotalol, Amiodaron, Dronedaron und gelegentlich Disopyramid eingesetzt. Wenn *ein* Antiarrhythmikum nicht mehr wirksam ist, lässt sich möglicherweise mit einem anderen noch ein klinisch akzeptables Ergebnis erzielen.
- Patienten ohne oder mit nur geringfügiger Herzerkrankung können mit allen genannten Antiarrhythmika behandelt werden. Amiodaron ist hier reserviert für Patienten, bei denen die übrigen Antiarrhythmika unwirksam waren.
- Bei ausgeprägter Herzerkrankung werden nur Dronedaron und Amiodaron empfohlen, bei KHK auch noch Sotalol. Patienten mit schwerer Herzinsuffizienz sollen nur Amiodaron erhalten.

4.6 Vergleich zwischen Frequenz- und Rhythmuskontrolle

Der Vergleich zwischen Frequenz- und Rhythmuskontrolle ist eher eine „alte Debatte", indem heute bei vielen Patienten mit VHF die zweckdienliche Kombination beider Verfahren zur Erzielung eines optimalen Ergebnisses empfohlen wird. Große kontrollierte Studien [13, 90, 104, 119, 120, 124, 129] haben keinen Überlebensvorteil und auch sonst keinen Vorteil der Rhythmus- gegenüber der Frequenzkontrolle gezeigt. Die Strategien führten auch zu keinem signifikant unterschiedlichen Ergebnis bezüglich der Entwicklung einer Herzinsuffizienz [104,120, 124]. Angemerkt sei, dass in diesen Untersuchungen Patienten eingeschlossen wurden, für die beide Strategien akzeptabel erschienen.

Die ESC-Leitlinien-Empfehlung von 2010 sieht vor, dass eine Frequenzkontrolle ohne Rhythmuskontrolle bei älteren Patienten mit VHF und geringer Symptomatik (EHRA-Score = 1) angemessen sein kann. Eine Rhythmuskontrolle erscheint dagegen zur Verringerung einer ausgeprägten Symptomatik indiziert, sollte aber nicht zum Absetzen der Frequenzkontrolltherapie, antithrombotischen Therapie und Therapie der Grunderkrankung führen. Den Algorithmus der Leitlinien zum Einsatz der Frequenz- und der Rhythmuskontrolle zeigt Abb. **4.1** (S. 78).

4.7 Sog. Upstream-Therapie (Behandlung der zum Vorhofflimmern führenden Faktoren oder Erkrankungen)

Die Therapie von Patienten mit VHF mit ACE-Inhibitoren, AT-II-Rezeptorblockern oder Statinen wird dann als „Upstream-Therapie" bezeichnet, wenn sie das myokardiale strukturelle Remodelling verhindern oder verzögern soll. Dabei geht es beispielsweise um eine Substratmodifikation durch Inhibition des Renin-Angiotensin-Aldosteron-Systems (RAAS), das mit Hypertonie, Herzinsuffizienz und postoperativer Entzündung assoziiert ist und zur Entstehung *und* Progression von VHF beiträgt. Der potenzielle Nutzen der Upstream-Therapie soll über die Behandlung von Grunderkrankungen hinausgehen. Das gewünschte Ziel dieser Therapieform ist somit eine Primär- und Sekundärprävention des VHF und seiner Komplikationen. Das Erreichen dieses Zieles ist aber letztlich noch nicht bewiesen. Wahrscheinlich ist sie in bestimmten Patientengruppen (z. B. mit struktureller Herzerkrankung) wirksamer als in anderen (z. B. mit dominantem Triggermechanismus). Sie ist wahrscheinlich eher oder überhaupt nur wirksam, wenn sie eingesetzt wird, bevor das atriale Remodelling irreversibel geworden ist [12, 61, 110].

ACE-Inhibitoren und **AT-II-Rezeptorblocker** hemmen experimentell den arrhythmogenen Effekt von Angiotensin II, das u. a. an der Vorhoffibrose und -hypertrophie, Veränderung von Ionenkanälen, Aktivierung von oxidativem Stress und Entzündung beteiligt ist. In der **Primärprävention** mit diesen Medikamenten bei Patienten mit Herzinsuffizienz verringerte sich das Risiko für VHF um 30–48%, wie Metaanalysen placebokontrollierter Studien (zuletzt Schneider et al. 2010) zeigten. Bei Patienten mit Hypertonie wurde eine Reduktion der VHF-Inzidenz um 25% gezeigt [55]. In einer Gruppe von Patienten mit mehreren kardiovaskulären Risikofaktoren war der Effekt unklar [109]. In der **Sekundärprävention** bzw. Therapie bei VHF verringerten diese Medikamente, wenn sie nach Kardioversion zusammen mit Antiarrhythmika angewendet wurden, das Risiko der VHF-Rekurrenz zusätzlich um bis zu 50% [112]. Bei Patienten ohne strukturelle Herzerkrankung beugte der AT-II-

Rezeptorblocker Valsartan der VHF-Rekurrenz nicht vor [24]. Ohne vorausgehende Kardioversion ist der Nutzen weniger klar. So verringerte der AT-II-Rezeptorblocker Olmesartan in der ANTIPAF-Studie des Kompetenznetzes Vorhofflimmern die Zahl der VHF-Episoden bei Patienten mit paroxysmalem VHF ohne strukturelle Herzerkrankung nicht signifikant [39, 40], was dafür spricht, dass davon kein antiarrhythmischer Effekt ausgeht und dass somit allenfalls bei zugrunde liegender struktureller Erkrankung eine protektive Wirkung erwartet werden kann. Hierzu passt, dass der AT-II-Rezeptorblocker Losartan bei Patienten mit hypertensiver Herzerkrankung die kardiovaskuläre Prognose von Patienten mit VHF im Vergleich zu dem Betablocker Atenolol signifikant verbesserte [127]. Zwischen ACE-Inhibitoren und AT-II-Rezeptorblockern ergaben sich sowohl in der Primär- als auch in der Sekundärprävention keine klaren Unterschiede (z. B. [46, 130]).

Statine, die zur Primärprävention des postoperativen VHF eingesetzt wurden, verringerten dessen Inzidenz signifikant [76]. Eine Metaanalyse zur Primärprävention von VHF insgesamt fand zwar eine Wirksamkeit [32], die aber nicht signifikant war, wenn nur randomisierte, kontrollierte Studien berücksichtig wurden [80]. Eine Metaanalyse zur Sekundärprävention von VHF mit Statinen zeigte keinen Nutzen [97].

4.8 Katheterablation

Vor allem im linken Vorhof gibt es kritische Bezirke, in denen spontane elektrische Impulse und instabile kreisende Erregungen entstehen, die VHF auslösen können. Besonders häufig liegen solche Bezirke in der Hinterwand des linken Atriums an der Einmündung der Pulmonalvenen. Solche Areale sind das Ziel der ablativen Therapie, die meistens als Katheterablation durchgeführt wird. Bei einem Teil der Patienten lässt sich VHF durch elektrische Isolierung solcher Triggerbezirke effektiv behandeln [61, 68].

Die Katheterablation zur elektrischen Isolation der Pulmonalvenen hat sich seit der ersten Publikation von Haissaguerre et al. im Jahr 1998 [43] schnell zu einem Standardeingriff entwickelt. Sie kommt allgemein nur bei Patienten infrage, deren VHF trotz optimaler medikamentöser Therapie inklusive Frequenz- und Rhythmuskontrolle symptomatisch bleibt. Zu berücksichtigen bei der Indikationsstellung neben der medikamentösen Therapieresistenz sind u.a. auch die klinische Form des VHF, die Vorhofgröße, das Vorhandensein und der Schweregrad einer kardialen Grunderkrankung und der Patientenwunsch. Wegen möglicher schwerer Komplikationen (siehe unten) muss der potenzielle individuelle Nutzen ausreichend hoch sein [12].

Argumente für die Ablation sind der hohe Anteil der Patienten mit wiederhergestelltem Sinusrhythmus, vor allem bei paroxysmalem VHF, sowie der mögliche Verzicht auf eine Antiarrhythmika-Therapie bzw. die bessere Wirkung dieser Therapie nach der Ablation. Bei Patienten mit paroxysmalem VHF ohne wesentliche kardiale Begleiterkrankung, bei denen fokale Trigger zum Entstehen des VHF maßgeblich beitragen, ist die Katheterablation mit einer Erfolgsrate von 70–85 % recht effektiv. Infolgedessen kann die Ablation bei ausgewählten symptomatischen, vor allem jüngeren Patienten mit paroxysmalem VHF und fehlender oder minimaler organischer Herzerkrankung auch als Initialtherapie erwogen werden, vor allem wenn erfahrene Kardiologen den Eingriff durchführen [12, 61].

Für Patienten mit (lang anhaltend) persistierendem VHF ohne oder mit nur minimaler organischer Herzerkrankung ist die Nutzen-Risiko-Bewertung der Katheterablation weniger klar. Sie sollten auf jeden Fall therapieresistent gegenüber Antiarrhythmika sein, bevor eine Ablation erwogen wird. Im Laufe einer therapieresistenten Antiarrhythmika-Anwendung stellt sich irgendwann die Frage einer Therapie mit Amiodaron, das im Langzeitverlauf schwere unerwünschte Wirkungen haben kann. Bei jüngeren Patienten sollte die Katheterablation als mögliche Alternative zu Amiodaron geprüft werden [12].

Bei Patienten mit symptomatischem paroxysmalen oder persistierenden VHF und relevanter organischer Herzerkrankung wird die Antiarrhythmika-Therapie der Katheterablation im Allgemeinen vorgezogen. Bei Patienten mit besonders schwerer Symptomatik kann eine Ablation erwogen werden [12].

Die Abb. **4.6** zeigt den Algorithmus der Indikationsstellung zur Rhythmuskontrolle mit Antiarrhythmika oder Ablation.

Die Ablation wird mit einem speziellen Herzkatheter durchgeführt, der über eine periphere Vene bis in das rechte Atrium und durch Punktion der Vorhofscheidewand bis in das linke Atrium vorgeschoben wird.. Ziel ist die Isolation der in diesem Bereich liegende Foci. Dies erfolgt durch punktförmig angebrachte zirkuläre Applikationen von – in der Regel – Hochfrequenzstrom, wodurch eine elektrische Isolation zwischen den Pulmonalvenen und dem linken Vorhof erreicht werden soll. Alternativ werden auch Kältetechniken (Kryoballon-Ablation) und Ultraschall benutzt [12, 68].

Die Rate schwerer Komplikationen liegt bei 1–2 % und wird je nach Patientenkollektiv relativ unterschiedlich angegeben. Die Erfahrung des durchführenden Kardiologen spielt eine wichtige Rolle. An der Katheterspitze können sich Thromben bilden, die bei etwa 1 % der Eingriffe einen Schlaganfall oder eine TIA (in 0,2–0,6 % eine TIA, in etwa 0,3 % einen Schlaganfall) auslösen. Zur Vorbeugung wird der Eingriff in der Regel unter **antithrombotischer Prophylaxe** mit unfraktioniertem oder niedermolekularem Heparin (Beginn nach der Punktion der Vorhofscheidewand) durchgeführt, die als Bridging-Medika-

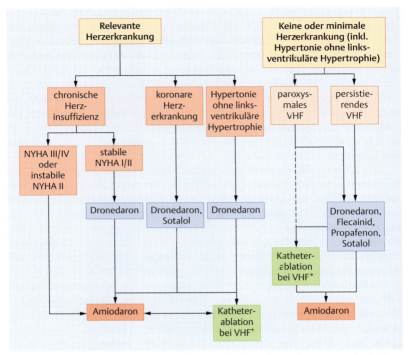

Abb. 4.6 Algorithmus der Indikationsstellung zur Rhythmuskontrolle mit Antiarrhythmika (in alphabetischer Folge genannt) oder Ablation bei Patienten mit oder ohne organische Herzerkrankung (nach [12]).
† evtl. extensivere Ablation notwendig;
* normalerweise ist die Pulmonalvenen-Isolation geeignet; unterbrochene Linie: Empfehlung für trotz Frequenzkontrolle symptomatische Patienten, die keine Antiarrhythmika-Therapie wünschen

tion bis zur Wiederaufnahme der oralen Antikoagulation dient. (In einigen Zentren erfolgt die Ablation bei ununterbrochener oraler Antikoagulation.) Nach einer Ablation wird die orale Antikoagulation mindestens 3 Monate lang und dann gemäß dem individuellen Schlaganfallrisiko fortgeführt. Das Risiko einer Stenose oder Okklusion der Lungenvene hängt von der Art der Ablation (fokal oder segmental) ab und wird auf <5% bis 10% (0,6%) beziffern. Bei Dyspnoe unter Belastung, Husten, Hämoptyse und/oder therapieresistenter Pneumonie besteht ein solcher Verdacht. Die Behandlung erfolgt durch Aufdehnung und evtl. durch Stentimplantation. Sehr selten (0,01–0,02%, <1%) ist das Risiko einer atrio-ösophagealen Fistel, die notfallmäßig behandelt werden muss. Hieran sollte bei allen unerwarteten Symptomen in den ersten Wochen nach Ablation gedacht und sofort die abladierende Klinik kontaktierte werden. Außerdem kann eine Tamponade des Herzbeutels mit Hypotonie und gegebenenfalls Herzstillstand auftreten (0,2 % bis zu 6 %). Hinzu kommen Komplikationen an der Einstichstelle (Hämatom, arteriovenöse Fistel in 0,4–0,7 %, Aneurysma in ca. 0,5 %). Die Mortalität wird mit etwa 0,7 % angegeben [12, 61, 68].

Wichtig ist es, die Wirkung der Ablation unmittelbar nach dem Eingriff mittels EKG und Langzeit-EKG zu prüfen. Kontrolluntersuchungen sollen nach 3 Monaten und dann mindestens 2 Jahre lang halbjährlich erfolgen [12, 68].

Eine große Studie zum Langzeitverlauf nach Ablation [51] ergab, dass bei 831 Patienten mit medikamentös nicht beeinflussbarem VHF, die im Jahr 2005 eine Pulmonalvenen-Isolation erhielten, mit 23,8 % die meisten VHF-Rezidive im ersten Jahr nach der Ablation erfolgten. Bei allen Patienten mit wiederholter Ablation hatte sich die Leitung im Bereich der Isolationslinie an mindestens einer der isolierten Pulmonalvenen wieder hergestellt. Im weiteren Verlauf bis 55 Monate nach dem Eingriff erlebten dann nur noch 8,9 % der Patienten ein Spätrezidiv nach mehr als einem Jahr. Bei der letzten Nachuntersuchung im Jahr 2009 waren 89,9 % der Patienten klinisch gebessert, 79,4 % waren zu diesem Zeitpunkt frei von VHF ohne Antiarrhythmika und 10,5 % mit Antiarrhythmika. Die multivariaten signifikanten Prädiktoren eines frühen oder späten VHF-Rezidivs nach Pulmonalvenen-Isolation nennt Tab. 4.5.

Im Rahmen der Studie wurden 1019 Ablationen durchgeführt. Als häufigste Komplikation traten Hämatomen an der Einstichstelle (0,68 %), – allerdings asymptomatische – Pulmonalvenen-Stenosen (0,59 %), nicht tödliche reversible ischämische Schlaganfällen (0,29 %) und Herzbeuteltamponaden (0,20 %) auf [51].

Tab. 4.5 Multivariate signifikante Prädiktoren eines frühen oder späten VHF-Rezidivs nach Pulmonalvenen-Isolation (nach [51]).

Frührezidiv
- Höheres Lebensalter (pro Jahr HR 1,02; 95 %-KI 1,01–1,03)
- Höherer BMI (pro 1 kg/m^2 HR 1,02; 95 %-KI 1,01–1,05)
- Kein paroxysmales VHF zum Zeitpunkt des Eingriffs (HR 1,81; 95 %-KI 1,57–2,46)
- Geringere linksventrikuläre Ejektionsfraktion (pro 1 % HR 1,02; 95 %-KI 1,01–1,05)
- Größerer linker Vorhof (pro cm^2 HR 1,07; 95 %-KI 1,04–1,09)
- Höherer hsCRP-Wert (pro 1 log HR 1,59; 95 %-KI 1,11–1,96)
- Höherer BNP-Wert (pro 1 log HR 4,26; 95 %-KI 3,98–4,79)

Spätrezidiv
- Kein paroxysmales VHF zum Zeitpunkt des Eingriffs (HR 1,21; 95 %-KI 1,11–1,34)
- Größerer linker Vorhof (pro cm^2 HR 1,02; 95 %-KI 1,01–1,07)

BMI = Body-Mass-Index, BNP = B-natriuretisches Peptid, HR = Hazard Ratio, hsCRP = hochsensitives C-reaktives Protein, KI = Konfidenzintervall

Von 587 Patienten, die ein Jahr nach dem Eingriff kein VHF-Rezidiv aufwiesen, wurde die orale Antikoagulation (Warfarin) bei 449 Patienten (76,5 %) mit einen $CHADS_2$-Score ≤2 abgesetzt. 46,1 % dieser 449 Patienten hatten einen $CHADS_2$-Score von 0, 42,5 % von 1 und 11,4 % von 2. Weitere 113 Patienten mit einem $CHADS_2$-Score von 2 und alle Patienten mit einem $CHADS_2$-Score ≥3 wurde mit Warfarin weiterbehandelt, ebenso alle Patienten mit einem Schlaganfall in der Anamnese. Innerhalb einer medianen Beobachtungszeit von 44 Monaten trat bei dieser Vorgehensweise bei einem Patient (0,06 % pro Jahr) ein ischämischer Schlaganfall auf. Somit ermöglichte die Ablation nach Meinung der Autoren bei einem beträchtlichen Teil der Patienten die langfristige Erhaltung des Sinusrhythmus und auch den Verzicht auf Antiarrhythmika und eine antithrombotische Therapie [51].

In einer weiteren Untersuchung zur langfristigen Prognose nach Ablation [11] wurden 4212 konsekutive Patienten mit VHF und Ablation, 16 848 alters- und geschlechtsadjustierte Patienten mit VHF ohne Ablation und 16 848 entsprechend adjustierte Personen ohne VHF über mindestens 3 Jahren verglichen, die in einem Krankenhaus-Informationssystem erfasst waren. Die Patienten mit Ablation hatten eine niedrigere Todes- und Schlaganfallrate als die VHF-Patienten ohne Ablation. Eine Alzheimer-Demenz entstand bei 0,2 % der abladierten Patienten, 0,9 % der nicht abladierten und 0,5 % der Kontrollgruppe. Die langfristige Schlaganfall- und Sterberate der VHF-Patienten mit Ablation entsprach demjenigen der Kontrollgruppe.

4.9 Operative Ablation

Zunächst wurde eine operative Therapie von Patienten mit VHF nur im Rahmen einer Herzoperation durchgeführt, die aus anderen Gründen erforderlich war. Diese Technik, als Maze-Operation (Maze = Labyrinth) bereichnet, wurde von Jim Cox als Pionier entwickelt (u. a. [20, 21]). Neue, vor allem minimal-invasive Operationstechniken erlauben heute die Durchführung einer operativen Ablation auch bei ansonsten herzgesunden Patienten unabhängig von anderen Herzoperationen [68].

Ein standardisierter minimal-invasiver Eingriff zur Ablation dauert etwa 1–2 Stunden. Der Patient wird während des Eingriffs über die Femoralgefäße an eine Herz-Lungen-Maschine angeschlossen. Seitlich in Höhe des vierten rechten Interkostalraums erfolgt ein ca. 1 cm langer Schnitt parallel zum Rippenverlauf. Durch diese Öffnung wird das linke Atrium erreicht. Die Aorta wird mit einer Klemme verschlossen. Das Herz steht zeitweilig still. Mit einem Spezialkatheter erfolgt nun die Ablation im linken Vorhof, der danach wieder verschlossen wird. Die Aorta wird wieder eröffnet, das Herz beginnt wieder zu schlagen und die Herz-Lungen-Maschine wird wieder abgeschaltet. Der Patient kann die Klinik schon nach wenigen Tagen verlassen [68].

Bei einem anderen operativen Verfahren werden die Pulmonalvenen von der Herzoberfläche aus ohne Eröffnung des linken Vorhofs isoliert. Sie werden umfahren, kurz abgeklemmt und mit Hochfrequenz-, Ultraschall- oder Kryoenergie behandelt. Dieses Verfahren wird vor allem im Rahmen einer Bypass-Operation ohne Herz-Lungen-Maschine durchgeführt [68].

Die Indikation zu einer chirurgischen Ablation ist zunächst grundsätzlich dieselbe wie zur interventionellen Katheterablation. Hinzu kommen Patienten mit hohem Leidensdruck, die bei einer interventionellen Ablation nicht erfolgreich behandelt werden konnten. Auch jüngere Patienten, die schon einen Schlaganfall hatten oder eine verringerte linksventrikuläre Ejektionsfraktion haben, kommen für die chirurgische Ablation infrage. Darüber hinaus erscheint eine chirurgische Ablation oft als Mitbehandlung sinnvoll, wenn bei Patienten mit VHF ohnehin eine Herzoperation geplant ist. Dabei ist auch zu berücksichtigen, dass VHF ein Risikofaktor für den Erfolg einer Herzoperation (z.B. einer Mitralklappenoperation) ist und die Wiederherstellung des Sinusrhythmus deren Erfolgsaussichten verbessert [12, 68].

Die Aussicht, mittels chirurgischer Ablation dauerhaft wieder einen Sinusrhythmus zu erlangen, liegt auf ein Jahr bezogen bei 80–95%. Ein Vergleich mit der Katheterablation ist jedoch nur bedingt möglich, da in der Regel unterschiedlich intensive Nachbeobachtungen erfolgt sind. Bei höherem Alter, größerem linken Vorhof und längerer Dauer des VHF (bzw. permanentem statt paroxysmalem VHF), Hypertonie und Schlafapnoe sind die Erfolgsaussichten geringer [12, 68].

Wegen der möglichen kurzfristigen arrhythmogenen Wirkung der chirurgischen Ablation sollen Antiarrhythmika danach noch mindestens 3 Monate lang weiter angewendet werden. Für die orale Antikoagulation gilt grundsätzlich dasselbe wie nach Katheterablation: Sie wird nach dem Eingriff für mindestens 3 Monate beibehalten, danach wird über die Weiterbehandlung je nach Schlaganfallrisiko entschieden. Die Patienten sollen 3, 6 und 12 Monate nach dem Eingriff eine klinische Untersuchung, ein EKG und eine Echokardiografie erhalten [12].

Von den Patienten des deutschen Registers (Zeitraum 2004–2006) hatten 7,5% mit paroxysmalem VHF und 3,3% mit persistierendem VHF schon vor der Aufnahme in das Register eine Ablation (jede Form) erhalten. Nach der Aufnahme wurden 11,9% der Patienten mit paroxysmalem, 5,7% mit persistierendem und 1,7% mit permanentem VHF abladiert. Von allen Ablationen wurden 64,6% bei Patienten mit paroxysmalem VHF durchgeführt. Ablationen erfolgten nur in Universitätskliniken und Lehrkrankenhäusern [86].

4.10 Verschluss des Herzohrs

Wenn auch unter adäquater Antikoagulation noch ein embolischer Schlaganfall auftritt, kann ein interventioneller Verschluss des Vorhofohrs erwogen werden. Die orale Antikoagulation sollte dabei eine gewisse Zeit lang beibehalten werden [62, 64].

> **Für die Praxis:**
>
> - Eine Katheterablation kommt allgemein nur bei Patienten infrage, deren VHF trotz optimaler medikamentöser Therapie symptomatisch bleibt.
> - Bei Patienten mit paroxysmalem VHF ohne wesentliche kardiale Begleiterkrankung, bei denen fokale Trigger zum Entstehen des VHF maßgeblich beitragen, hat die Katheterablation unter Berücksichtigung der Tatsache, dass der Eingriff bis zum endgültigen Erfolg wiederholt werden muss, eine hohe Erfolgsrate. Daher kann sie bei ausgewählten symptomatischen, vor allem jüngeren Patienten mit häufigem paroxysmalem VHF auch als Initialtherapie erwogen werden.
> - Wenn bei unzureichender Wirkung der antiarrhythmischen Therapie die Frage einer Therapie mit Amiodaron zur Diskussion steht, das im Langzeitverlauf schwere unerwünschte Wirkungen haben kann, sollte bei jüngeren Patienten die Katheterablation als mögliche Alternative geprüft werden.
> - Die Ablation erfolgt unter antithrombotischer Prophylaxe mit Heparin, das als Bridging-Medikation bis zur Wiederaufnahme der oralen Antikoagulation dient. Nach dem Eingriff wird die orale Antikoagulation mindestens 3 Monate lang und dann gemäß dem individuellen Schlaganfallrisiko fortgeführt. Einzelne Zentren bevorzugen bereits die Fortführung der oralen Antikoagulation (derzeit mit Vitamin-K-Antagonisten) im unteren therapeutischen INR-Bereich.
> - Minimalinvasive Operationstechniken erlauben heute die Durchführung einer operativen Ablation auch unabhängig von anderen Herzoperationen. Ein direkter Vergleich dieser Technik mit der Katheterablation steht noch aus.
> - Die Indikation zu einer chirurgischen Ablation ist grundsätzlich dieselbe wie zur interventionellen Katheterablation. Hinzu kommen Patienten mit hohem Leidensdruck, die bei der interventionellen Ablation nicht erfolgreich behandelt werden konnten. Auch jüngere Patienten, die schon einen Schlaganfall hatten, dürften dafür infrage kommen. Darüber hinaus ist eine chirurgische Ablation oft als Mitbehandlung sinnvoll, wenn ohnehin eine Herzoperation geplant ist.
> - Die Aussicht, durch eine chirurgische Ablation dauerhaft wieder einen Sinusrhythmus zu erlangen, ist aufgrund bisheriger Berichte hoch, wobei jedoch unterschiedlich intensive Nachbeobachtungen erfolgten.
> - Antiarrhythmika sollten nach einer operativen Ablation noch mindestens 3 Monate lang weiter angewendet werden.
> - Für die orale Antikoagulation gilt dasselbe wie nach Katheterablation.

5 Literatur

[1] Albers GW, Diener HC, Frison L et al. Ximelagatran vs warfarin for stroke prevention in patients with nonvalvular atrial fibrillation: a randomized trial. JAMA. 2005; 293: 690–698

[2] Ansell J, Hollowell J, Pengo V et al. Descriptive analysis of the process and quality of oral anticoagulation management in real-life practice in patients with chronic non-valvular atrial fibrillation: the international study of anticoagulation management (ISAM). J Thromb Thrombolysis. 2007; 23: 83–91

[3] Atlas of Heart Disease and Stroke, World Health Organization, September 2004. www.who.int/cardiovascular_diseases/en/cvd_atlas_15_burden_stroke.pdf (July 2009)

[4] AWMF online – S1-Leitlinie Neurologie: Intracerebrale Blutung. 2008. www.awmf.org/uploads/tx_szleitlinien/030–002l_S1_Intrazerebrale_Blutung.pdf

[5] Bousser MG, Bouthier J, Buller HR et al. Comparison of idraparinux with vitamin K antagonists for prevention of thromboembolism in patients with atrial fibrillation: a randomised, open-label, noninferiority trial. Lancet. 2008; 371: 315–321

[6] Breithardt G. Vorhofflimmern als Volkskrankheit Aktuelle Versorgungssituation. Symposium: Prävention des Schlaganfalls bei Vorhofflimmern: neue Therapieansätze. Assmann-Stiftung für Prävention in Kooperation mit dem Kompetenznetz Vorhofflimmern (AFNET) Düsseldorf, 15.12.2010

[7] Breithardt G. Natural history and management of atrial fibrillation. Vortrag „Heart Rhythm Update III" International Symposium Bucharest, April 8–9, 2011

[8] Breithardt G. Nutzen und Probleme der Antikoagulation mit Vitamin K-Antagonisten bei Vorhofflimmern. Symposium Boehringer Ingelheim Antikoagulation bei Vorhofflimmern mit Dabigatran. 77. Jahrestagung der Deutschen Gesellschaft für Kardiologie Mannheim, 27. April 2011

[9] Breithardt G. Update on stroke prevention in atrial fibrillation - novel agents. Vortrag. 8th Croatian Atherosclerosis Congress, June 10, 2011, Dubrovnik

[10] Bunch TJ, Weiss JP, Crandall BG et al. Atrial fibrillation is independently associated with senile, vascular, and Alzheimer's dementia. Heart Rhythm. 2010; 7: 433–437

[11] Bunch TJ, Crandall BG, Weiss JP et al. Patients treated with catheter ablation for atrial fibrillation have long-term rates of death, stroke, and dementia similar to patients without atrial fibrillation. J Cardiovasc Electrophysiol. 2011; 22: 839–845

[12] Camm AJ, Kirchhof P, Lip GY et al. European Heart Rhythm Association; European Association for Cardio-Thoracic Surgery, Guidelines for the management of atrial fibrillation: the Task Force for the Management of Atrial Fibrillation of the European Society of Cardiology (ESC). Eur Heart J. 2010; 31: 2369–2429

[13] Carlsson J, Miketic S, Windeler J et al., STAF Investigators. Randomizied trial of rate-control versus rhythm-control in persistent atrial fibrillation. J Am Coll Cardiol. 2003; 41: 1690–1696

[14] Connolly S, Pogue J, Hart R, Pfeffer M, Hohnloser S, Chrolavicius S, Yusuf S. Clopidogrel plus aspirin versus oral anticoagulation for atrial fibrillation in the Atrial fibrillation Clopidogrel Trial with Irbesartan for prevention of Vascular Events (ACTIVE W): a randomised controlled trial. Lancet. 2006; 367: 1903–1912

[15] Connolly SJ, Ezekowitz MD, Yusuf S et al. Dabigatran versus Warfarin in patients with atrial fibrillation. N Engl J Med. 2009; 361: 1139–1151

[16] Connolly SJ, Ezekowitz MD, Yusuf S, Reilly PA, Wallentin L; Randomized Evaluation of Long-Term Anticoagulation Therapy Investigators. Newly identified events in the RE-LY trial. N Engl J Med. 2010; 363: 1875–1876

[17] Connolly SJ, Camm AJ, Halperin JL et al.; PALLAS Investigators. Dronedarone in high-risk permanent atrial fibrillation. N Engl J Med. 2011a; 365: 2268–2276

[18] Connolly SJ, Eikelboom J, Joyner C et al.; AVERROES Steering Committee and Investigators. Apixaban in patients with atrial fibrillation. N Engl J Med. 2011b; 364: 806–817

[19] Cosio FG, Aliot E, Botto GL et al. Delayed rhythm control of atrial fibrillation may be a cause of failure to prevent recurrences: reasons for change to active antiarrhythmic treatment at the time of the first detected episode. Europace. 2007; doi: 10.1093/europace/eum276

[20] Cox JL, Boineau JP, Schuessler RB et al. Successful surgical treatment of atrial fibrillation. Review and clinical update. JAMA 1991a; 266: 1976–1980

[21] Cox JL, Schuessler RB, D'Agostino HJ Jr et al. The surgical treatment of atrial fibrillation. III. Development of a definitive surgical procedure. J Thorac Cardiovasc Surg. 1991b; 101: 569–583

[22] de Vos CB, Pisters R, Nieuwlaat R et al. Progression from paroxysmal to persistent atrial fibrillation clinical correlates and prognosis. J Am Coll Cardiol. 2010; 55: 725–731

[23] DeEugenio D, Kolman L, DeCaro M et al. Risk of major bleeding with concomitant dual antiplatelet therapy after percutaneous coronary intervention in patients receiving long-term warfarin therapy. Pharmacotherapy. 2007; 27: 691–696

[24] Disertori M, Latini R, Barlera S et al. Valsartan for prevention of recurrent atrial fibrillation. N Engl J Med. 2009; 360: 1606–1617

[25] Epstein RS, Moyer TP, Aubert RE et al. Warfarin genotyping reduces hospitalization rates results from the MM-WES (Medco-Mayo Warfarin Effectiveness study). J Am Coll Cardiol. 2010; 55: 2804–2812

[26] ESO Guidelines for Management of Ischaemic Stroke and Transient Ischaemic Attack 2008. The European Stroke Organization (ESO) Executive Committee and the ESO Writing Committee. 2008.
www.eso-stroke.org/pdf/ESO08_Guidelines_English.pdf (Besucht: 7.6.2012)

[27] Fachinformation Brinavess® 20 mg/ml Konzentrat zur Herstellung einer Infusionslösung. MSD Sharp & Dohme GmbH. April 2011

[28] Fachinformation Multaq® 400 mg Filmtabletten. Sanofi-Aventis Deutschland GmbH. September 2011

[29] Fachinformation Pradaxa® 110 mg Hartkapseln. Böhringer Ingelheim. Juli 2012

[30] Fachinformation Pradaxa® 150 mg Hartkapseln. Böhringer Ingelheim. Juli 2012

[31] Fachinformation Xarelto® 15 mg Filmtabletten / 20 mg Filmtabletten. Bayer Pharma AG. Mai 2012

[32] Fauchier L, Pierre B, de Labriolle A, Grimard C, Zannad N, Babuty D. Antiarrhythmic effect of statin therapy and atrial fibrillation a meta-analysis of randomized controlled trials. J Am Coll Cardiol. 2008; 51: 828–835
[33] Flaker GC, Gruber M, Connolly SJ et al. Risks and benefits of combining aspirin with anticoagulant therapy in patients with atrial fibrillation: an exploratory analysis of stroke prevention using an oral thrombin inhibitor in atrial fibrillation (SPORTIF) trials. Am Heart J. 2006; 152: 967–973
[34] Fuster V, Rydén LE, Asinger RW et al.; American College of Cardiology; American Heart Association; European Society of Cardiology; North American Society of Pacing and Electrophysiology. ACC/AHA/ESC guidelines for the management of patients with atrial fibrillation. A report of the American College of Cardiology/American Heart Association Task Force on Practice Guidelines and the European Society of Cardiology Committee for Practice Guidelines and Policy Conferences (Committee to develop guidelines for the management of patients with atrial fibrillation) developed in collaboration with the North American Society of Pacing and Electrophysiology. Eur Heart J. 2001; 22: 1852–1923
[35] Fuster V, Rydén LE, Cannom DS et al.; Task Force on Practice Guidelines, American College of Cardiology/American Heart Association; Committee for Practice Guidelines, European Society of Cardiology; European Heart Rhythm Association; Heart Rhythm Society. ACC/AHA/ESC 2006 guidelines for the management of patients with atrial fibrillation-executive summary: a report of the American College of Cardiology/American Heart Association Task Force on Practice Guidelines and the European Society of Cardiology Committee for Practice Guidelines (Writing Committee to Revise the 2001 Guidelines for the Management of Patients with Atrial Fibrillation). Eur Heart J. 2006; 27: 1979–2030
[36] Gage BF, Waterman AD, Shannon W et al. Validation of clinical classification schemes for predicting stroke: results from the National Registry of Atrial Fibrillation. JAMA. 2001; 285: 2864–2870
[37] Gerth A, Nabauer M, Limbourg T et al. Risk factors for thromboembolic events and impact of the CHA_2DS_2-VASc risk score on risk stratification in atrial fibrillation: Results from the German AFNET Registry Eur Heart J. 2011; suppl.:abstract
[38] Go AS, Hylek EM, Phillips KA, Chang Y, Henault LE, Selby JV, Singer DE. Prevalence of diagnosed atrial fibrillation in adults: national implications for rhythm management and stroke prevention: the AnTicoagulation and Risk Factors in Atrial Fibrillation (ATRIA) Study. JAMA. 2001; 285: 2370–2375
[39] Goette A, Breithardt G, Fetsch T et al. Angiotensin II antagonist in paroxysmal atrial fibrillation (ANTIPAF) trial: rationale and study design. Clin Drug Investig. 2007; 27: 697–705
[40] Goette A, Meinertz T. B10, Angiotensin II Rezeptor Antagonist (Olmesartan) zur Behandlung von paroxysmalem Vorhofflimmern (ANTIPAF-Studie NCT00098137). www.kompetenznetz-vorhofflimmern.de/mediziner/projekte/bereich_b/b10/index.php (27. August 2011)
[41] Granger CB, Alexander JH, McMurray JJ et al.; the ARISTOTLE Committees and Investigators. Apixaban versus warfarin in Patients with Atrial Fibrillation. N Engl J Med. 2011; 365: 981–992
[42] Hacke W. Neurologie. 13. Auflage. Berlin, Heidelberg: Springer; 2010

[43] Haissaguerre M, Jais P, Shah DC et al. Spontaneous initiation of atrial fibrillation by ectopic beats originating in the pulmonary veins. N Engl J Med. 1998; 339: 659–666

[44] Hankey GJ, Patel MR, Stevens SR et al.; ROCKET AF Steering Committee Investigators. Rivaroxaban compared with warfarin in patients with atrial fibrillation and previous stroke or transient ischaemic attack: a subgroup analysis of ROCKET AF. Lancet Neurol. 2012; 11: 315–322

[45] Hart RG, Pearce LA, Aguilar MI. Meta-analysis: antithrombotic therapy to prevent stroke in patients who have nonvalvular atrial fibrillation. Ann Intern Med. 2007; 146: 857–867

[46] Healey JS, Baranchuk A, Crystal E, Morillo CA, Garfinkle M, Yusuf S, Connolly SJ. Prevention of atrial fibrillation with angiotensin-converting enzyme inhibitors and angiotensin receptor blockers: a meta-analysis. J Am Coll Cardiol. 2005; 45: 1832–1839

[47] Hohnloser SH, Crijns HJ, van Eickels M, Gaudin C, Page RL, Torp-Pedersen C, Connolly SJ. Effect of dronedarone on cardiovascular events in atrial fibrillation. N Engl J Med. 2009; 360: 668–678

[48] Houston DS, Zarychanski R. Dabigatran versus warfarin in patients with atrial fibrillation. N Engl J Med. 2009; 361: 2671; 2674–2675

[49] Hughes M, Lip GYH, on behalf of the Guideline Development Group for the NICE national clinical guideline for management of atrial fibrillation in primary and secondary care. Risk factors for anticoagulation-related bleeding complications in patients with atrial fibrillation: a systematic review. Q J Med. 2007; 100: 599–607

[50] Hughes M, Lip GY. Stroke and thromboembolism in atrial fibrillation: a systematic review of stroke risk factors, risk stratification schema and cost effectiveness data. Thromb Haemost. 2008; 99: 295–304

[51] Hussein AA, Saliba WI, Martin DO et al. Natural history and long-term outcomes of ablated atrial fibrillation. Circ Arrhythm Electrophysiol. 2011; 4: 271–278

[52] Hylek EM, Go AS, Chang Y, Jensvold NG, Henault LE, Selby JV, Singer DE. Effect of intensity of oral anticoagulation on stroke severity and mortality in atrial fibrillation. N Engl J Med. 2003; 349: 1019–1026

[53] Hylek EM, Evans-Molina C, Shea C, Henault LE, Regan S. Major hemorrhage and tolerability of warfarin in the first year of therapy among elderly patients with atrial fibrillation. Circulation. 2007; 115: 2689–2696

[54] Jahangir A, Lee V, Friedman PA et al. Long-term progression and outcomes with aging in patients with lone atrial fibrillation: a 30-year follow-up study. Circulation. 2007; 115: 3050–3056

[55] Jibrini MB, Molnar J, Arora RR. Prevention of atrial fibrillation by way of abrogation of the renin–angiotensin system: a systematic review and meta-analysis. Am J Ther. 2008; 15: 36–43

[56] Karjalainen P, Porela P, Ylitalo A et al. Safety and efficacy of combined antiplatelet Warfarin therapy after coronary stenting. Eur Heart J. 2007; 28: 726–732

[57] Kerr CR, Humphries KH, Talajic M et al. Progression to chronic atrial fibrillation after the initial diagnosis of paroxysmal atrial fibrillation: Results from the Canadian Registry of Atrial Fibrillation. Am Heart J. 2005; 149: 489–496

[58] Khurram Z, Chou E, Minutello R et al. Combination therapy with aspirin, clopidogrel and warfarin following coronary stenting is associated with a significant risk of bleeding. J Invasive Cardiol. 2006; 18: 162–164

[59] Kirchhof P, Auricchio A, Bax J et al. Outcome parameters for trials in atrial fibrillation. Recommendations from a consensus conference organized by the German Atrial Fibrillation Competence NETwork and the European Heart Rhythm Association. Europace. 2007; 9: 1006–1023

[60] Kirchhof P. Can we improve outcomes in AF patients by early therapy? BMC Med. 2009; 7: 72

[61] Kirchhof P, Bax J, Blomstrom-Lundquist C et al. Early and comprehensive management of atrial fibrillation: proceedings from the 2nd AFNET/EHRA consensus conference on atrial fibrillation entitled 'research perspectives in atrial fibrillation'. Europace. 2009; 11: 860–885

[62] Kirchhof P, Nabauer M, Gerth A et al.; AFNET registry investigators. Impact of the type of centre on management of AF patients: surprising evidence for differences in antithrombotic therapy decisions. Thromb Haemost. 2011; 105: 1010–1023

[63] Kirchhof P, Andresen D, Bosch R et al. Short-term versus long-term antiarrhythmic drug treatment after cardioversion of atrial fibrillation (Flec-SL): a prospective, randomised, open-label, blinded endpoint assessment trial. Lancet; 2012a; 380: 238–246.

[64] Kirchhof P, Goette A, Gulba D, Hindricks S, Hohnloser SH. Kommentar zu den Leitlinien der ESC zum Vorhofflimmern. Kardiologe. 2012b; 6: 12–27

[65] Kirchhof P, Lip GY, Van Gelder IC et al. Comprehensive risk reduction in patients with atrial fibrillation: emerging diagnostic and therapeutic options – a report from the 3rd Atrial Fibrillation Competence NETwork/European Heart Rhythm Association consensus conference. Europace. 2012c; 1: 8–17

[66] Knecht S, Oelschlager C, Duning T et al. Atrial fibrillation in stroke-free patients is associated with memory impairment and hippocampal atrophy. Eur Heart J. 2008; 29: 2125–2132

[67] Kober L, Torp-Pedersen C, McMurray JJ et al. Increased mortality after dronedarone therapy for severe heart failure. N Engl J Med. 2008; 358: 2678–2687

[68] Kompetenznetz Vorhofflimmern (AFNET). Vorhofflimmern – Herz aus dem Takt. Aktualisierte Neuaufl. 2010

[69] Kwok CS, Loke YK, Hale R, Potter JF, Myint PK. Atrial fibrillation and incidence of dementia: a systematic review and meta-analysis. Neurology. 2011; 76: 914–922

[70] Le Heuzey J, De Ferrari GM, Radzik D, Santini M, Zhu J, Davy JM. A short-term, randomized, double-blind, parallel-group study to evaluate the efficacy and safety of dronedarone versus amiodarone in patients with persistent atrial fibrillation: the DIONYSOS study. J Cardiovasc Electrophysiol. 2010; 21: 597–605

[71] Lechat P, Lardoux H, Mallet A et al. Anticoagulant (fluindione)-aspirin combination in patients with high-risk atrial fibrillation. A randomized trial (Fluindione, Fibrillation Auriculaire, Aspirin et Contraste Spontane; FFAACS). Cerebrovasc Dis. 2001; 12: 245–252

[72] Leibig M. Vorhofflimmern – neue Leitlinien und neue Medikamente. Update Kardiologie 2011 Teil 1. 19.03.2011. http://kardiologie.klinikum.uni-muenchen.de/download/de/Veranstaltungen/Update2011_Leibig.pdf (August 2011)

[73] Leitlinien der DGN (Deutschen Gesellschaft für Neurologie). Intrazerebrale Blutungen. 2008.
www.dsg-info.de/images/stories/DSG/PDF/Leitlinien/ll08kap_030.pdf (Besucht: 7.6.2012)

[74] Leitlinien der DGN (Deutschen Gesellschaft für Neurologie) und der DSG (Deutschen Schlaganfallgesellschaft). Primär- und Sekundärprävention der zerebralen Ischämie.
www.dsg-info.de/images/stories/DSG/PDF/Leitlinien/ll08kap_024.pdf (Besucht: 7.6.2012)

[75] Lévy S, Maarek M, Coumel P, Guize L, Lekieffre J, Medvedowsky JL, Sebaoun A. Characterization of different subsets of atrial fibrillation in general practice in France: the ALFA study. The College of French Cardiologists. Circulation. 1999; 99: 3028–3035

[76] Liakopoulos OJ, Choi YH, Kuhn EW et al. Statins for prevention of atrial fibrillation after cardiac surgery: a systematic literature review. J Thorac Cardiovasc Surg. 2009; 138: 678–686

[77] Lip GY, Karpha M. Anticoagulant and antiplatelet therapy use in patients with atrial fibrillation undergoing percutaneous coronary intervention: the need for consensus and a management guideline. Chest. 2006; 130: 1823–1827

[78] Lip GY, Frison L, Halperin JL, Lane DA. Identifying patients at high risk for stroke despite anticoagulation: a comparison of contemporary stroke risk stratification schemes in an anticoagulated atrial fibrillation cohort. Stroke. 2010a; 41: 2731–2738

[79] Lip GY, Huber K, Andreotti F et al. Antithrombotic management of atrial fibrillation patients presenting with acute coronary syndrome and/or undergoing coronary stenting: executive summary – a Consensus Document of the European Society of Cardiology Working Group on Thrombosis, endorsed by the European Heart Rhythm Association (EHRA) and the European Association of Percutaneous Cardiovascular Interventions (EAPCI). Eur Heart J. 2010b; 31: 1311–1318

[80] Liu T, Li G, Korantzopoulos P, Goudevenos JA. Statin use and development of atrial fibrillation: a systematic review and meta-analysis of randomized clinical trials and observational studies. Int J Cardiol. 2008; 126: 160–170

[81] Maegdefessel L, Schlitt A, Faerber J et al. Anticoagulant and/or antiplatelet treatment in patients with atrial fibrillation after percutaneous coronary intervention. A single center experience. Med Klin (Munich). 2008; 103: 628–632

[82] Manzano-Fernandez S, Marin F, Pastor-Perez FJ. Impact of chronic kidney disease on major bleeding complications and mortality in patients with indication for oral anticoagulation undergoing coronary stenting. Chest. 2009; 135: 983–990

[83] Matchar DB, Jacobson A, Dolor R et al.; THINRS Executive Committee and Site Investigators. Effect of home testing of international normalized ratio on clinical events. N Engl J Med. 2010; 363: 1608–1620

[84] Meinertz T, Kirch W, Rosin L, Pittrow D, Willich SN, Kirchhof P; ATRIUM investigators. Management of atrial fibrillation by primary care physicians in Germany: baseline results of the ATRIUM registry. Clin Res Cardiol. 2011; 100: 897–905

[85] Moser M, Bode C. Haben Vitamin-K-Antagonisten ausgedient? Neue Antikoagulanzien bei Vorhofflimmern. Kompendium Herz-Kreislauf. 2011; 7: 6–10

[86] Näbauer M, Gerth A, Limbourg T et al. The Registry of the German Competence NETwork on Atrial Fibrillation: patient characteristics and initial management. Europace. 2009; 11: 423–434
[87] Nguyen M, Lim Y, Walton A et al. Combining warfarin and antiplatelet therapy after coronary stenting in the Global Registry of Acute Coronary Events: is it safe and effective to use just one antiplatelet agent? Eur Heart J. 2007; 28: 1717–1722
[88] Ogawa S, Yamashita T, Yamazaki T et al. Optimal treatment strategy for patients with paroxysmal atrial fibrillation: J-RHYTHM Study. Circ J. 2009; 73: 242–248
[89] Oldgren J, Alings M, Darius H et al.; RE-LY Investigators. Risks for stroke, bleeding, and death in patients with atrial fibrillation receiving dabigatran or warfarin in relation to the $CHADS_2$ score: a subgroup analysis of the RE-LY trial. Ann Intern Med. 2011; 155: 660–667
[90] Opolski G, Torbicki A, Kosior DA et al. Rate control vs rhythm control in patients with nonvalvular persistent atrial fibrillation: the results of the Polish How to Treat Chronic Atrial Fibrillation (HOT CAFE) Study. Chest. 2004; 126: 476–486
[91] Orford JL, Fasseas P, Melby S, Burger K, Steinhubl SR, Holmes DR, Berger PB. Safety and efficacy of aspirin, clopidogrel, and warfarin after coronary stent placement in patients with an indication for anticoagulation. Am Heart J. 2004; 147: 463–467
[92] Patel MR, Mahaffey KW, Garg J et al.; the ROCKET AF Investigators. Rivaroxaban versus warfarin in nonvalvular atrial fibrillation. N Engl J Med. 2011; 365: 883–891
[93] Pengo V, Pegoraro C, Cucchini U et al. Worldwide management of oral anticoagulant therapy: the ISAM study. J Thromb Thrombolysis. 2006; 21: 73–77
[94] Pisters R, Lane DA, Nieuwlaat R, de Vos CB, Crijns HJ, Lip GY. A novel userfriendly score (HAS-BLED) to assess one-year risk of major bleeding in atrial fibrillation patients: The Euro Heart Survey. Chest. 2010: 138; 1093–1100
[95] Poeck K, Hacke W. Neurologie. 12. Aufl. Berlin, Heidelberg: Springer; 2006
[96] Porter A, Konstantino Y, Iakobishvili Z, Shachar L, Battler A, Hasdai D. Short-term triple therapy with aspirin, warfarin, and a thienopyridine among patients undergoing percutaneous coronary intervention. Catheter Cardiovasc Interv. 2006; 68: 56–61
[97] Rahimi K, Emberson J, Mcgale P et al. Effect of statins on atrial fibrillation: a collaborative meta-analysis of randomised controlled trials. Eur Heart J. 2009; Abstract 2782
[98] Ringelstein EB, Zeumer H, Schneider R. Der Beitrag der zerebralen Computertomographie zur Differentialtypologie und Differentialtherapie des ischämischen Großhirninfarktes. Fortschr Neurol Psychiat. 1985; 53: 315–336
[99] Rogacka R, Chieffo A, Michev I et al. Dual antiplatelet therapy after percutaneous coronary intervention with stent implantation in patients taking chronic oral antiocoagulation. J Am Coll Cardiol Interv. 2008; 1: 56–61
[100] Rosendaal FR, Cannegieter SC, van der Meer FJ, Briët E. A method to determine the optimal intensity of oral anticoagulant therapy. Thromb Haemost. 1993; 69: 236–239
[101] Rossini R, Musumeci G, Lettieri C et al. Long-term outcomes in patients undergoing coronary stenting on dual oral antiplatelet treatment requiring oral anticoagulant therapy. Am J Cardiol. 2008; 102: 1618–1623

[102] Rote Hand Brief vom 21.1.2011. Informationen über schwere Leberschädigungen, die mit der Anwendung von MULTAQ (Dronedaron) in Verbindung gebracht werden. Im Internet: www.akdae.de/Arzneimittelsicherheit/RHB/Archiv/2011/20110123.pdf (27. August 2011)
[103] Roter Hand Brief vom 27.10.2011. Bedeutung einer Überprüfung der Nierenfunktion von Patienten, die mit Pradaxa® (Dabigatranetexilat) behandelt werden. Boehringer Ingelheim. 2011
[104] Roy D, Talajic M, Nattel S et al. Rhythm control versus rate control for atrial fibrillation and heart failure. N Engl J Med. 2008; 358: 2667–2677
[105] Rubboli A, Milandri M, Castelvetri C, Cosmi B. Meta-analysis of trials comparing oral anticoagulation and aspirin versus dual antiplatelet therapy after coronary stenting. Clues for the management of patients with an indication for long-term anticoagulation undergoing coronary stenting. Cardiology. 2005; 104: 101–106
[106] Ruff CT, Giugliano RP, Antman EM et al. Evaluation of the novel factor Xa inhibitor edoxaban compared with warfarin in patients with atrial fibrillation: design and rationale for the Effective aNticoaGulation with factor xA next GEneration in Atrial Fibrillation-Thrombolysis In Myocardial Infarction study 48 (ENGAGE AF-TIMI 48). Am Heart J. 2010; 160: 635–641
[107] Ruiz-Nodar J, Marín F, Hurtado J et al. Anticoagulant and antiplatelet therapy use in 426 patients with atrial fibrillation undergoing percutaneous coronary intervention and stent implantation implications for bleeding risk and prognosis. J Am Coll Cardiol. 2008; 51: 818–825
[108] Ruiz-Nodar JM, Marin F, Sanchez-Paya J et al. Efficay and safety of drug-eluting stent use in patients with atrial fibrillation. Eur Heart J. 2009; 30: 932–939
[109] Savelieva I, Camm AJ. Is there any hope for angiotensin-converting enzyme inhibitors in atrial fibrillation? Am Heart J. 2007; 154: 403–406
[110] Savelieva I, Kakouros N, Kourliouros A, Camm AJ. Upstream therapies for management of atrial fibrillation: review of clinical evidence and implications for European Society of Cardiology guidelines. Part II: secondary prevention. Europace. 2011; 13: 610–625
[111] Schnabel RB, Sullivan LM, Levy D et al. Development of a risk score for atrial fibrillation (Framingham Heart Study): a community-based cohort study. Lancet. 2009; 373: 739–745
[112] Schneider MP, Hua TA, Bohm M, Wachtell K, Kjeldsen SE, Schmieder RE. Prevention of atrial fibrillation by rennin-angiotensin system inhibition a meta-analysis. J Am Coll Cardiol. 2010; 55: 2299–2307
[113] Schotten U, Verheule S, Kirchhof P, Goette A. Pathophysiological mechanisms of atrial fibrillation. Physiol Rev. 2011; 91: 265–325
[114] Shireman TI, Howard PA, Kresowik TF, Ellerbeck EF. Combined anticoagulant-antiplatelet use and major bleeding events in elderly atrial fibrillation patients. Stroke. 2004; 35: 2362–2367
[115] Steffel J, Braunwald E. Novel oral anticoagulants: focus on stroke prevention and treatment of venous thrombo-embolism. Eur Heart J. 2011; 32: 1968–1976
[116] Steinberg JS, Sadaniantz A, Kron J et al. Analysis of cause-specific mortality in the Atrial Fibrillation Follow-up Investigation of Rhythm Management (AFFIRM) study. Circulation. 2004; 109: 1973–1980

[117] Stiell IG, Roos JS, Kavanagh KM, Dickinson G. A multicenter, open-label study of vernakalant for the conversion of atrial fibrillation to sinus rhythm. Am Heart J. 2010; 159: 1095–1101
[118] Stroke in AF working group. Independent predictors of stroke in patients with atrial fibrillation: a systematic review. Neurology. 2007; 69: 546–554
[119] Testa L, Biondi-Zoccai GG, Dello RA, Bellocci F, Andreotti F, Crea F. Rate-control vs. rhythm-control in patients with atrial fibrillation: a meta-analysis. Eur Heart J. 2005; 26: 2000–2006
[120] The Atrial Fibrillation Follow-up Investigation of Rhythm Management (AFFIRM) investigators. A comparison of rate control and rhythm control in patients with atrial fibrillation. N Engl J Med. 2002; 347: 1825–1833
[121] The Executive Steering Committee on behalf of the SPORTIF III Investigators. Stroke prevention with the oral direct thrombin inhibitor ximelagatran compared with warfarin in patients with non-valvular atrial fibrillation (SPORTIF III): randomised controlled trial. Lancet. 2003; 362: 1691–1698
[122] The Executive Steering Committee, on behalf of the ROCKET AF Study Investigators. Rivaroxaban – Once daily, oral, direct factor Xa inhibition Compared with vitamin K antagonism for prevention of stroke and Embolism Trial in Atrial Fibrillation: Rationale and Design of the ROCKET AF study. Am Heart J. 2010; 159: 340–347
[123] Themistoclakis S, Corrado A, Marchlinski FE et al. The risk of thromboembolism and need for oral anticoagulation after successful atrial fibrillation ablation. J Am Coll Cardiol. 2010; 55: 735–743
[124] Van Gelder I, Hagens VEH, Bosker HA et al. A comparison of rate control and rhythm control in patients with recurrent persistent atrial fibrillation. N Engl J Med. 2002; 347: 1834–1840
[125] Van Gelder IC, Groenveld HF, Crijns HJ et al. Lenient versus strict rate control in patients with atrial fibrillation. N Engl J Med. 2010; 362: 1363–1373
[126] Vorhofflimmern: Lässt sich dem Schlaganfall bald besser vorbeugen? Interview mit Prof. Dr. med. Werner Hacke. Medical Tribune. Nr. 2 April 2011
[127] Wachtell K, Lehto M, Gerdts E et al. Angiotensin II receptor blockade reduces new-onset atrial fibrillation and subsequent stroke compared to atenolol: the Losartan Intervention For End Point Reduction in Hypertension (LIFE) study. J Am Coll Cardiol. 2005; 45: 712–719
[128] Wallentin L, Yusuf S, Ezekowitz MD et al.; RE-LY investigators. Efficacy and safety of dabigatran compared with warfarin at different levels of international normalised ratio control for stroke prevention in atrial fibrillation: an analysis of the RE-LY trial. Lancet. 2010; 376: 975–983
[129] Wyse DG, Waldo AL, DiMarco JP et al. A comparison of rate control and rhythm control in patients with atrial fibrillation. N Engl J Med. 2002; 347: 1825–1833
[130] Yin Y, Dalal D, Liu Z et al. Prospective randomized study comparing amiodarone vs. amiodarone plus losartan vs. amiodarone plus perindopril for the prevention of atrial fibrillation recurrence in patients with lone paroxysmal atrial fibrillation. Eur Heart J. 2006; 27: 1841–1846
[131] Lip GYH, Frison L, Halperin JL, Lane DA. Comparative Validation of a Novel Risk Score for Predicting Bleeding Risk in Anticoagulated Patients With Atrial Fibrilla-

tion: The HAS-BLED (Hypertension, Abnormal Renal/Liver Function, Stroke, Bleeding History or Predisposition, Labile INR, Elderly, Drugs/Alcohol Concomitantly) Score. J Am Coll Cardiol. 2011; 57: 173–180

Anhang

Update 2012 der ESC-Leitlinien zum Vorgehen bei Vorhofflimmern

Bei der Publikation der ESC-Leitlinien zum Vorgehen bei Vorhofflimmern (VHF) im Jahr 2010 war schon klar, dass eine baldige Aktualisierung notwendig sein würde. Denn es wurden neue Substanzen (Vernakalant, Dabigatran, Rivaroxaban, Apixaban), die Ergebnisse laufender Studien (u. a. AVERROES, ROCKET-AF, ARISTOTLE) und daraus resultierende Zulassungen erwartet. Neue Ergebnisse zu Dronedaron (frühzeitiger Abbruch der PALLAS-Studie, Berichte zur Hepatotoxizität der Substanz) stellten sich eher unerwartet ein. Auch andere Leitlinien zum Vorgehen bei VHF, so die gemeinsame Leitlinie der American College of Cardiology Foundation (ACCF), American Heart Association (AHA) und Heart Rhythm Society (HRS), die Leitlinie der American College of Chest Physicians (ACCP) und diejenige der Canadian Cardiovascular Society (CCS), wurden kürzlich aktualisiert.

Im Folgenden geht es um Klarstellungen, Neuerungen und Änderungen seit den ESC-Leitlinien von 2010.

Screeningempfehlung

Das Schlaganfallrisiko ist nach neuen Erkenntnissen bereits bei kurzen Episoden eines asymptomatischen VHF erhöht. Um VHF rechtzeitig zu entdecken und einem Schlaganfall frühzeitig vorbeugen zu können, wird daher bei Patienten ab 65 Jahre ein Gelegenheitsscreening mittels Pulsmessung und nachfolgendem EKG bei unregelmäßigem Puls empfohlen (Empfehlungsgrad I, Evidenzgrad B=IB).

Ermittlung des Schlaganfallrisikos

Bei der Stratifizierung des Schlaganfallrisikos von Patienten mit VHF geht es heute in erster Linie um die Identifizierung von Patienten mit niedrigem Risiko (Männer und Frauen unter 65 Jahren mit alleinigem VHF), die keine antithrombotische Prophylaxe benötigen. Die Aufmerksamkeit ist heute weniger auf die Identifizierung von Hochrisikopatienten gerichtet. Nach den neuen Leitlinien sollen nahezu alle Patienten mit VHF eine antithrombotische Thromboembolie- und Schlaganfallprophylaxe erhalten. Ausnahmen bilden nur die genannten Patienten mit niedrigem Schlaganfallrisiko und Patienten mit Kontraindikationen für die antithrombotische Prophylaxe.

Zur Ermittlung des Schlaganfallrisikos von Patienten mit VHF wird allgemein der CHA_2DS_2-VASc-Score empfohlen (I A) (siehe auch Tab. 3.4, S. 37).

Der Risikofaktor „C" des CHA_2DS_2-VASc-Scores wird durch die bloße Angabe Herzinsuffizienz in der Anamnese nicht erfüllt; dazu ist eine Herzinsuffizienz mit dokumentierter mäßiggradiger bis schwerer systolischer Dysfunktion (reduzierter Ejektionsfraktion) oder eine kürzlich stationär behandelte dekompensierte Herzinsuffizienz unabhängig von der Ejektionsfraktion erforderlich.

Frauen unter 65 Jahren mit alleinigem VHF ohne andere Risikofaktoren (die durch den Risikofaktor „weibliches Geschlecht" einen CHA_2DS_2-VASc-Score von 1 aufweisen), haben ein niedriges Schlaganfallrisiko und sollen keine antithrombotische Vorbeugung erhalten (IIa B).

Vorbeugemaßnahmen je nach Schlaganfallrisiko

Bei Patienten mit einem CHA_2DS_2-VASc-Score von 0 wird keine Schlaganfallprophylaxe empfohlen (I B). Unter Berücksichtigung der genannten Ausnahme (siehe oben) soll bei einem CHA_2DS_2-VASc-Score = 1 eine orale Antikoagulation in Abwägung des Blutungsrisikos und unter Berücksichtigung der Präferenz des Patienten erwogen werden.

Bei Patienten mit einem CHA_2DS_2-VASc-Score von ≥ 2 wird die Prophylaxe mit oralen Antikoagulanzien (OAK) empfohlen
- entweder mit einem dosisangepassten Vitamin-K-Antagonisten (VKA) (INR 2-3),
- einem direkten Thrombininhibitor (Dabigatran) oder
- einem oralen Faktor-Xa-Inhibitor (z. B. Rivaroxaban).

Zur Bevorzugung der neuen OAK (NOAK) siehe unten (IIa A für einen CHA_2DS_2-VASc-Score von 1; I A für einen CHA_2DS_2-VASc-Score ≥ 2, IIa A zur Bevorzugung der NOAK).

Die Evidenz für eine effektive Schlaganfallprophylaxe mit Acetylsalicylsäure (ASS) ist schwach. Das damit verbundene Risiko für eine schwere oder intrakranielle Blutung ist vor allem bei älteren Patienten nicht signifikant verschieden von demjenigen von OAK (IIa B). Daher soll die Anwendung von ASS – wegen höherer Effektivität möglichst in Kombination mit Clopidogrel – auf diejenigen Patienten beschränkt bleiben, die OAK ablehnen oder aus nicht blutungsbezogenen Gründen nicht vertragen (IIa B). Die Bedeutung der Plättchenhemmung für die Schlaganfallprävention bei VHF ist damit deutlich zurückgestuft worden (Änderung zu Tab. 3.5, S. 37).

Bei Kontraindikationen gegen OAK, ASS/Clopidogrel und ASS allein kann bei hohem Schlaganfallrisiko der interventionelle Verschluss des linken Vorhofhofes (IIb B) oder eine chirurgische Amputation des Vorhofohres im Rahmen einer offenen Herzoperation erwogen werden (IIb C).

Ermittlung und Bedeutung des Blutungsrisikos

Bei allen Patienten mit VHF, die eine medikamentöse antithrombotische Schlaganfallprävention erhalten sollen, soll das Blutungsrisiko ermittelt werden (I A). Zu diesem Zweck wird der HAS-BLED-Score empfohlen (siehe Tab. 3.7, S. 40). Er wird erhoben, um eine objektive Vorstellung vom Blutungsrisiko eines Patienten zu haben und reversible Risikofaktoren zu erkennen. Bei einem HAS-BLED-Score ≥ 3 sollte das Blutungsrisiko besonders beobachtet werden (IIa A). Potenziell reversible Risikofaktoren, wie ein unkontrollierter Bluthochdruck, die begleitende Anwendung von ASS oder NSAR oder Alkoholabusus, sollten behoben werden (IIa B). Ein hoher HAS-BLED-Score schließt per se die Antikoagulation nicht aus (IIa B). Dies gilt auch, weil Patienten mit hohem HAS-BLED-Score in der Regel auch ein hohes Schlaganfallrisiko und von der Prophylaxe einen besonders ausgeprägten Nutzen haben, der den Anstieg des Blutungsrisikos in der Regel überwiegt.

Bedeutung der Niereninsuffizienz

Patienten mit VHF und schwerer Niereninsuffizienz haben ein hohes Schlaganfallrisiko, aber auch ein erhöhtes Risiko für Tod, koronare Ereignisse und schwere Blutungen. Diese Patienten wurden bisher nicht angemessen untersucht und aus klinischen Studien ausgeschlossen. Ihre Risikobestimmung ist komplex.

Neue orale Antikoagulanzien (NOAK)

Die Evidenz zur Anwendung von NOAK zur Schlaganfallprävention bei Patienten mit VHF hat sich seit 2010 in entscheidendem Maße erweitert. Die in klinischen Studien als Alternative zu VKA untersuchten NOAK haben in dieser Indikation eine Nichtunterlegenheit der Wirksamkeit gegenüber VKA gezeigt, aber eine verbesserte Sicherheit, indem sie die Zahl der intrakraniellen Blutungen verringerten. Auf dieser Evidenzbasis räumen die aktuellen Leitlinien den NOAK einen gewissen Vorrang gegenüber VKA ein: Wenn bei einem Patienten mit VHF eine orale Antikoagulation zur Schlaganfallprophylaxe empfohlen wird, soll für die meisten Patienten mit nichtvalvulärem VHF unter Berücksichtigung ihres klinischen Nettonutzens ein NOAK entweder

- ein direkter Thrombininhibitor (Dabigatran) oder
- ein oraler Faktor-Xa-Inhibitor (z. B. Rivaroxaban)

gegenüber einem dosisangepassten VKA bevorzugt werden (IIa A). Diese Empfehlung gilt verstärkt, wenn bei einem VHF-Patienten mit Indikation zur oralen Antikoagulation kein dosisangepasster VKA eingesetzt werden kann, etwa wegen Nebenwirkungen oder des Unvermögens zur Teilnahme an Kontrolluntersuchungen (I B).

Wegen nicht vorhandener direkter Vergleichsstudien und der Heterogenität der vorhandenen Einzelstudien wird derzeit auf die bevorzugte Empfehlung eines bestimmten NOAK verzichtet. Patientencharakteristika, Compliance und Verträglichkeit können im individuellen Fall die Auswahl beeinflussen.

Bei allen Patienten, die eine NOAK-Therapie beginnen, wird vor der Behandlung und während der Behandlung regelmäßig die Kontrolle der Nierenfunktion (mittels Kreatinin-Clearance [CrCl]) empfohlen. Die Kontrolle sollte jährlich und bei mittelschwerer Nierenfunktionsstörung 2–3-mal jährlich erfolgen (IIa B). NOAK werden bei Patienten mit schwerer Nierenfunktionsstörung (CrCl < 30 ml) nicht empfohlen (III A).

Der Algorithmus zur Auswahl des geeigneten Antikoagulans zur Schlaganfallprävention bei Patienten mit VHF ist in Abb. **A1** dargestellt.

Ergänzung: Bei Patienten, die jegliche orale Antikoagulation ablehnen oder aus nicht blutungsbezogenen Gründen keine Antikoagulanzien vertragen, sollte eine Plättchenhemmung mit Actylsalicylsäure plus Clopidogrel oder – weniger wirksam – mit ASS allein erwogen werden.

Die Abb. **A2** zeigt, was bei einer Blutung unter NOAK unternommen werden soll.

Kardioversion mit Vernakalant

Vernakalant kann zur Kardioversion angewendet werden bei Patienten mit einem VHF, das seit ≤ 7 Tagen besteht oder seit ≤ 3 Tagen nach einer Herzoperation (IIb B). Vernakalant sollte wegen des erhöhten Risikos eines Blutdruckabfalls und anhaltender ventrikulärer Arrhythmien bei hämodynamisch stabilen Patienten mit Herzinsuffizienz NYHA I und II nur mit Vorsicht angewendet werden. Vernakalant ist kontraindiziert bei Patienten mit Hypotonie (< 100 mmHg), einem akuten Koronarsyndrom in den letzten 30 Tagen, einer Herzinsuffizienz NYHA III und IV, einer schweren Aortenstenose und einer Verlängerung des QT-Intervalls (nicht korrigiertes QT > 440 ms).

Rhythmuskontrolle mit Dronedaron

Dronedaron ist ein mäßiggradig wirksames Antiarrhythmikum. Es ist geeignet zur antiarrhythmischen Rezidivprophylaxe bei Patienten mit paroxysmalem oder persistierendem VHF (I A), nicht aber mit permanentem (III B). Es sollte bei mäßiggradiger bis schwerer Herzinsuffizienz nicht und auch bei weniger schwerer Herzinsuffizienz möglichst nicht angewendet werden, wenn geeignete Alternativen vorhanden sind (Änderung zur Abb. **4.4**, S. 93, und Abb. **4.6**, S. 100). Bei hämodynamisch instabilen Patienten mit Herzinsuffizienz oder linksventrikulärer Dysfunktion ist Dronedaron kontraindiziert. Eine Dronedaron-Therapie sollte nur von „Spezialisten" eingeleitet werden.

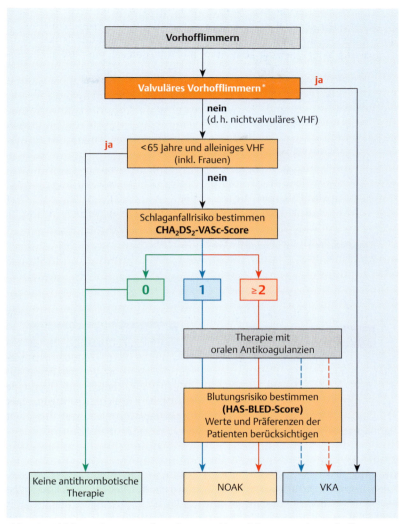

Abb. **A1** Wahl des geeigneten Antikoagulans zur Schlaganfallprävention bei Vorhofflimmern (VHF) (nach Camm et al. 2012).
Farben: CHA_2DS_2-VASc; grün = 0, blau = 1, rot ≥ 2
Linien: durchgezogen = beste Option; gestrichelt = alternative Option
NOAK = neue orale Antikoagulanzien; VKA = Vitamin-K-Antagonist
*einschließlich rheumatische Klappenerkrankung und künstliche Herzklappen

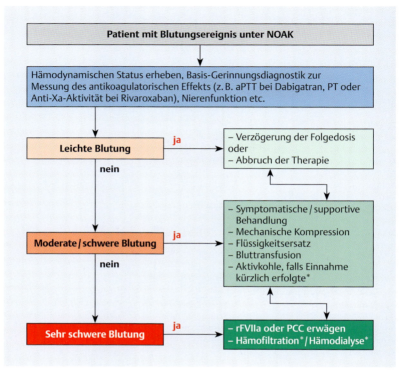

Abb. **A2** Blutungsmanagement unter neuen oralen Antikoagulanzien (NOAK) (nach Camm et al. 2012). **Hinweis:** auch die diesbezüglichen Angaben in den Fachinformationen beachten.
aPTT = aktivierte partielle Thromboplastin-Zeit; PCC = Prothrombin-Komplex-Konzentrat; PT = Prothrombinzeit; rFVIIa = aktivierter rekombinanter Faktor VII
*bei Dabigatran

Literatur
Camm J, Lip GYH, De Caterina R et al. 2012 focused update of the ESC Guidelines for the management of atrial fibrillation. An update of the 2010 ESC Guidelines for the management of atrial fibrillation. Developed with the special contribution of the European Heart Rhythm Association. Eur Heart J and Europace, e-pub 2012

Sachverzeichnis

A

Ablation, operative 102 f
ACE-Inhibitor 97
Acetylsalicylsäure 45 f
– vs. Antikoagulans, neues 58 ff
Aktivität, körperliche 15
Akuttherapie 79 ff
Amiodaron
– Frequenzkontrolle 88 f
– Rhythmisierung 91
Anämierisiko 68
Angina, instabile 48
Antiarrhythmika 81
– nach Ablation, operativer 103
– Auswahlalgorithmus 93
– vs. Katheterablation 99 f
– Therapiedauer 94
– Therapieprinzip 90
Antikoagulans, orales
– ideales 72
– neues 54 ff
– – Vorteil 73
– – vs. Vitamin-K-Antagonist 73
– – Umstellung 71 f
Antikoagulation
– Algorithmus bei Kardioversion 53
– orale 42
– – Blutungsrisiko 46 f
– – konventionelle 43 ff
– – Therapieende 47
– Schlaganfallprävention 74
– und Stentimplantation 49 ff
– Vergleichsstudie 58 ff
Apixaban 55 ff
– Vergleichsstudie 69 f
– Zeit im therapeutischen Bereich 72

ARISTOTLE-Studie 58, 70
– Patientenrisikoprofil 71
– Sicherheitsendpunkt, primärer 70
– Wirksamkeitsendpunkt, primärer 70
– Zeit im therapeutischen Bereich 71 f
ATHENA-Studie 74
AT-II-Rezeptorblocker 97
ATRIUM-Register 20 f
Ausdauertraining, intensives 15
AVERROES-Studie 58, 69 f

B

Bare metal stent (BMS) 49
Betablocker
– Frequenzkontrolle 88
– Rhythmisierung 90
Blutungsrisiko 39 f
– Antikoagulation, orale 46 f
Bridging 54

C

CHA_2DS_2-VASc-Score 36 ff
$CHADS_2$-Score 36 ff

D

Dabigatran 55 ff
– Blutung, gastrointestinale 62
– Herzinfarktrisiko 62
– Interaktion 62
– Körpergewicht, niedriges 63
– Leberinsuffizienz 62
– Niereninsuffizienz 62
– Vergleichsstudie 59 ff
– Zeit im therapeutischen Bereich 72
Demenz 35

Diabetes mellitus 32
– Therapie 82
Digitalis, Frequenzkontrolle 88
Dissektion 32
Dronedaron
– Frequenzkontrolle 88
– Rhythmisierung 91 f
Drug eluting stent (DES) 49 f
Dysfunktion
– autonome 83
– kognitive 35
– linksventrikuläre 35

E

EAST-Studie 78
Echokardiografie 29
– transösophageale 52 f
Edoxaban 55
– Vergleichsstudie 70 f
EHRA-Klassifikation 23
Embolie
– arterio-arterielle 32 f
– kardiale 32 f
– Prävention 42 ff
ENGAGE-AF-Studie 58
ENGAGE-AF-TIMI-48-Studie 70
Enzephalopathie, subkortikale arteriosklerotische 32
Erstepisode 24

F

Faktor-Xa-Inhibitor 55 ff
– Pharmakokinetik 57
– Wirkort 56
Flecainid 90
Frequenzkontrolle 78, 80
– Medikament 87 f
– vs. Rhythmuskontrolle 84 ff, 96 f
– weniger strenge 87
Frequenzsenkung 84 ff

G

Genetik 13
Großhirnläsion 31
Grunderkrankung, kardiovaskuläre 14

H

HAS-BLED-Score 40f
HATCH-Score 26f
Herz, Magnetresonanztomografie 29
Herzerkrankung
– geringfügige 92
– koronare
– – Rhythmisierung 93f
– – Therapie 82
– stabile koronare 48
Herzklappenerkrankung 14
– Therapie 82
Herzkontraktion, gestörte 11
Herzkrankheit, koronare 14
Herzohrverschluss 104
Herzrhythmusstörung 14
– dauerhafte 10
Hirnischämie 33
Hochfrequenz-Episode, atriale 29
Hypercholesterinämie 32
Hyperthyreose 15
– Therapie 82
Hypertonie, arterielle 14
– Therapie 82
Hypertonus 32
Hypertrophie, linksventrikuläre 93

I

Infarkt
– Einteilung, ätiopathogenetische 32
– embolischer 33
– lakunärer 32
Infarktmuster 32
Interactive Risk Score Calculator for Atrial Fibrillation 16ff
Intervention, perkutane koronare (PCI)
– elektive 49
– primäre 50

K

Kardiomyopathie 14
Kardioversion
– als Akuttherapie 79ff
– Algorithmus der Antikoagulation 53
– elektrische 80f
– – Antiarrhythmika 81
– Therapie, antithrombotische 51f
Katheterablation 98ff
– Komplikation 101
– vs. Antiarrhythmika 99f
Kompetenznetz Vorhofflimmern 19
Koronarsyndrom, akutes, ohne ST-Streckenhebung 48

L

Langzeit-EKG 28f
Lebensalter, erhöhtes
– als Risikofaktor 13
– Therapie Vorhofflimmern 82
Leberinsuffizienz
– Dabigatran 62
– Rivaroxaban 68
Leitlinie 9
– aktuelle 42f
Leitlinien-Adhärenz 20
Lipophyalinose 32
Lungenerkrankung, chronisch obstruktive 82

M

Magnetresonanztomografie, kardiale 29
Makroangiopathie 32
Mikroangiopathie 32

N

Nicht-Dihydropyridin-Kalziumantagonist 88
Nicht-ST-Streckenhebungsinfarkt 48
Niereninsuffizienz
– chronische 15
– Dabigatran 62
– Rivaroxaban 68

P

Pathophysiologie 11f
Patientenregister, bundesweites 19
Propafenon 90
Prophylaxe, antithrombotische 9, 99f
Pulmonalvenen-Isolation 101f

R

RACE-2-Studie 87
RE-LY-Studie 58ff
– Patientenrisikoprofil 71
– Zeit im therapeutischen Bereich 71f
Remodelling
– elektrisch-funktionelles 12
– strukturelles 11
Rhythmisierung 89ff
Rhythmisierungstherapie, Versorgungslage 20
Rhythmuskontrolle 78, 89f
– akute 80
– Antiarrhythmika vs. Katheterablation 99f
– vs. Frequenzkontrolle 96f
– Schlaganfallprävention 74
Risikoscore 18
Rivaroxaban 55ff
– Anämierisiko 68
– Blutung, gastrointestinale 68
– Blutungsrisiko, erhöhtes 68
– Interaktion 68
– Leberinsuffizienz 68
– Niereninsuffizienz 68
– ROCKET-AF-Studie 63ff
– Vergleichsstudie 61ff
– vs. Warfarin 63ff
– Wirkung, unerwünschte 67
– Zeit im therapeutischen Bereich 72
ROCKET-AF-Studie 58, 63f
– Design 63
– Patientenrisikoprofil 65f, 71

– Schlaganfallrisiko, hohes 65
– Sekundärprävention 75
– Sicherheitsendpunkt 67
– Subgruppenanalyse 67f
– Wirksamkeitsendpunkt 66
– Zeit im therapeutischen Bereich 71f

S

Schlaganfall
– akuter 51
– Bedeutung, prognostische 34ff
– kardioembolischer 31ff
– Komplikation bei Vorhofflimmern 34f
– Risikofaktor 35f
– Risikostratifizierung 35ff
– Sekundärprävention 74ff
– stiller 35
– Therapie, antithrombotische 51
Schlaganfallprävention 74
– Versorgungslage 20
Schlaganfallrisiko 35f
– Vorhofflimmern 35f
Sekundärprävention 74ff
Sotalol 91
SPORTIF-III-Studie 58
SPORTIF-V-Studie 58
Statine 98
Stentimplantation
– und Antikoagulation 49ff
– Therapie, antithrombotische 49
ST-Streckenhebungsinfarkt 50
Studienvergleich 71f

T

Territorialinfarkt 32
Therapie, antithrombotische 42f

– – Patientengruppe, spezielle 48ff
– – Versorgungslage 20f
Thrombininhibitor 55ff
– Pharmakokinetik 57
– Wirkort 56
Thromboembolie, asymptomatische zerebrale 35
Thrombogenese 34

U

Überbrückungstherapie 54
Upstream-Therapie 97f

V

Verschlusskrankheit, stabile periphere arterielle 48
Versorgungssituation 19ff
Vitamin-K-Antagonist 43ff
– vs. Antikoagulans, orales neues 73
– vs. Faktor-Xa-Inhibitor 55
– Interaktion 44
– Metaanalyse 45f
– Nebenwirkung 43f
– Pharmakokinetik 43
– Risiko 46f
– Risikofaktor 47
– Vorteil 73
– Wirksamkeit 45
Vorhoferregung, gestörte 11
Vorhofflimmern 9ff
– Abklärung 29f
– Akuttherapie 79ff
– asymptomatisches 23, 26
– – Diagnostik 29
– – Screening 29
– Auslösefaktor, akuter 16
– Bedeutung, prognostische 9
– Blutungsrisiko 39ff
– Charakterisierung, klinische 22ff
– Definition 9
– Diagnostik 28ff

– EKG-Kennzeichen 28
– Episode, postoperative 15
– Form 24ff
– – Übergang 26
– Früh-/Spätrezidiv 101
– Komplikation 35
– Komplikationsrisiko 16f
– paroxysmales 24f, 78f
– permanentes 24f
– persistierendes 24f
– – lang anhaltendes 24f
– postoperatives 26
– – Schlaganfall 36
– – Therapie 83
– Prävalenz 10
– Primärprävention 97f
– Progressionsrisiko 16f
– – Vorhersage 26f
– Rezidiv nach Pulmonalvenen-Isolation 101f
– Risikofaktor 12ff
– Risikomarker 13
– und Schlaganfall 34ff
– Schlaganfallrisiko 35f
– Symptomatik 22
– Symptomschweregrad 23
– Therapie der Grunderkrankung 82
– – symptomatische 77ff
– Therapiemodalität 95f
– Therapieziel 77
– Verlaufsdiagnostik 30
– Vorhersagemodell 16ff

W

Warfarin 45f
– vs. Antikoagulans, neues 58ff
– vs. Rivaroxaban 63ff

X

Ximelagatran 58f

Notizen

Notizen

126 Notizen